薬食同源

著
久保久次　久保嘉子
Kubo Hisatsugu　Kubo Yoshiko
編
久保達郎
Kubo Tatsuo

幻冬舎 MC

薬食同源

目次

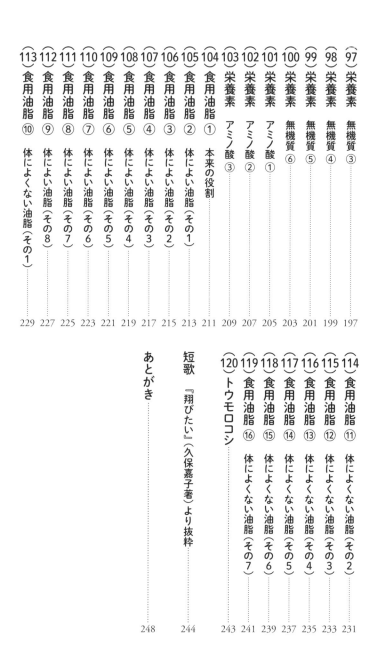

人のため、世のため、世界のために

久保久次さんは、戦時中にお国のためにとの志で江田島（広島県江田島市）海軍兵学校（1888年に移転）に入られ、幸い命を落とすことなく終戦をむかえ、その後和歌山経済専門学校（後の和歌山大学経済学部）を卒業後東京銀行（明治13〈1880〉年横浜で創業し、国際金融を主業務として広く海外に展開した、横浜正金銀行が前身の三菱UFJ銀行）に入行されています。この選択にも人のため、世のため、世界のためにとの志があったに違いありません。私は、同じ東京銀行で勤めた後輩にあたります。後輩から見る限り、久保さんはなかなか真似のできないレベルの高いご自身の人生哲学、理念、正義感をお持ちで教わることの多い先輩でした。

また、東京銀行のテニス部のメンバーとして久保さんと長年ダブルスのペアであった、ニュースステーションにもご出演された、木村治雄さん（元常務、2007年故人）らと関西にあっては素敵なロケーションの宝塚クラブで、東京では武蔵小杉（以前はグラウンド前駅）の丸子クラブ、いずれもアンツーカー赤土（世界四大トーナメントの全仏オープンと同じ赤土サーフェス）コートのある、いい雰囲気のクラブで一緒にテニスを楽しみ、ご長男の和郎さん、次男の達郎さんも学生時代からテニスをなさっていたこともあり、テニスでご一緒したり、武蔵小杉の社宅で私の子供、康太、雄右が遊んでもらったり、ある時は奥様の嘉子様（享年65）が出された短歌集をいただいたり、大阪伊丹空港、平野を見下ろし、遠くにお生まれになった和歌山を望む宝塚の高台のお宅にお邪魔したり等々思い出に尽きないものがあります。丸子クラブでは家内正子もテニス仲間として懇意にしてもらっていました。

この度、久保さんが東京銀行を早期退職後にご縁のあった、宝塚医療生協時代に書き遺された〝薬（医）食同源―たべるのがくすり―〟というテーマの原稿の一部を見せて頂きました。日本は何故か癌、高血圧等々病気が多い国です。本書は皆さんが健康で長生きのために是非とも書き遺さねばならないとの久保さんの優しい真心、社会正義からの労作に違いありません。健康増進、病気にならないノウハウ、病気の予防等について、よくよく勉強され、分かり易く記述してあります。人それぞれに健康法があるのでしょうが、先ずは病気にならないことが何よりであり、久保さんは日頃より〝薬食同源〟を自ら実行されて、93才まで患うことなく天寿を全うされました。

久保さんも私も若い時分からお酒をよく嗜むほうでした。テニスで汗を流した後、仲間で一緒に語り呑むビールは格別美味しいものでいい思い出です。ただ私も最近お酒の量や食べ物の種類をある程度考えるようになりました。久保さんのお考えに沿うかどうか、お酢の効用をメーカーやテレビで耳にしてから、努めてお酢を口にしております。「お酢は百薬の長」と思っています。例えば、一、ピクルスのように玉ネギ、ワカメ等を一年中プラスチック製密閉容器で酢漬けし、毎日食べています。二、不足しがちな野菜を補うためお酢を入れて毎日野菜ジュースを飲んでいます。三、久保さんも書いておられる「畑の牛肉」と言われる〝大豆〟。それを発酵した〝納豆〟は、古来日本の良質なタンパク源であり、私は、長年一日二回、朝・夕食べるようにしております。

この書籍の出版の暁には、是非とも参考にさせていただくことと、家族や知り合いにも勧めたいと思います。

この本を読まれて皆さんがご健康で楽しく長生きされますよう切望申し上げます。

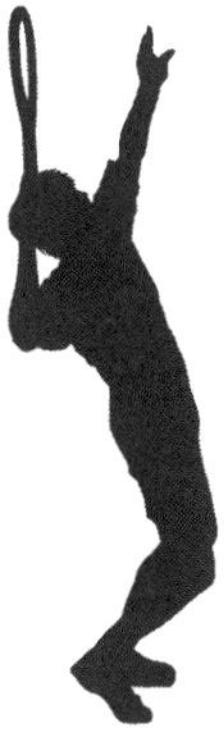

清瀬　一誠

(1) 納豆のはなし

医食同源と言う方が一般的かな、とも考えましたが、食べるものが、すぐに薬だという考え方には、薬食同源という表現がよいと思い、この題を選びました。

病気になったら、医者にかかって治せばよいと考えた時代から、病気にならないように、食生活を中心にした日常生活に注意を払い、よい生活習慣を実行して健康な毎日を過ごすことに意味を見いだす時代に変わっているのです。せいぜい、毎日の料理にこのコラムの知識を取り込んで健康の増進を図られるようお願いします。

良質のたんぱく質や脂肪を含み、畑の牛肉と言われる大豆を煮て、熱いうちに、納豆菌をかけ、時間をかけて作る。従って納豆は、口に入る前に、納豆菌によって人の消化器官が行うかなりの作業が、既にやられている食物です。だからたんぱく質が消化吸収されやすいアミノ酸などになっています。そして、同時にとった他の食品の吸収も助け、カロテンを除きビタミンやミネラルも豊富で、日本の健康食の代表格ですが、成人病予防に次のような効力を持った有効食品(薬品?)であることが分かってきました。(1)血栓溶解作用……納豆には強力な血栓溶解作用をもつ酵素が含まれている。(2)骨粗しょう症の予防と治療……納豆菌はビタミンを作り出すが、ビタミンK(特にK2)を豊富に生産し効果的。(3)血圧降下作用……大豆たんぱくが腸内の消化酵素で分解されてできる物質に降圧剤と同じ作用がある。(4)コレステロール低下作用(5)整腸作用などもある。ただし、血栓症で治療を受けている人は、医師とよくご相談ください。(『人間医学』人間医学社、その他より)

良元診療所では、2月6日に高血圧教室を開きました。
高血圧に関するクイズに答えたり、組合員さんの質問に所長がわかりやすく説明したり……と、とても楽しく学べたひとときでした。

納豆はきらいな人も多いが……。

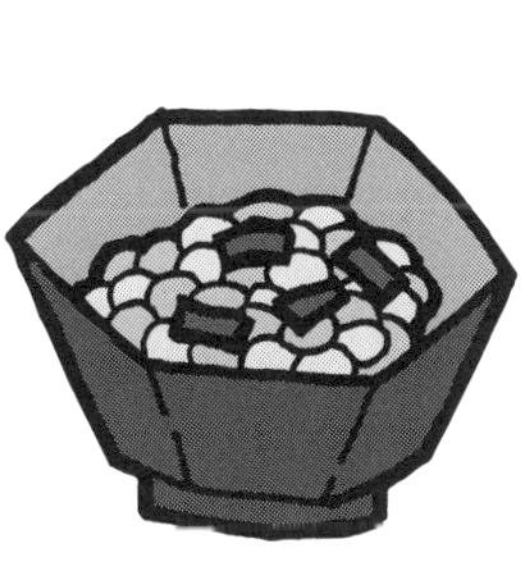

（2）「キノコ」のはなし

「キノコ」※はおいしくて、薬効のある食べものです。最近、特に「食べれば免疫力を高める」というので注目されています、薬効が多くても万年茸の霊芝《れいし》となると余りにも高価で、固く食用には適さない。国内産の松茸も、高価で高貴薬と同じ値段、冬虫夏草《とうちゅうかそう》は、一寸手に入りにくいふしぎなキノコ、日本では菌糸体の粉末が薬用に使われている。

(1)シイタケ。繊維質に富み、プロビタミンDを多量に含み、骨粗しょう症の予防と治療によい。薬用には菌糸体のエキスがあり、B型肝炎、糸球体腎炎によいという。糖尿病、高脂血症、高血圧、動脈硬化など生活習慣病には特によい。

(2)きくらげ。中華料理によく用いられる。食べ物の中でビタミンDが一番多い。ミネラルではカルシウムが多く、マグネシウムやカリウムもある。繊維が多いのでコレステロールや糖の吸収を抑える。

(3)ナメコ(4)エノキタケ。キノコ類の大きな特長は免疫力増強作用、この作用は、大なり小なり、どのキノコにもある。実験では、最も癌の増殖を阻止する働きが強かったのは松茸。ナメコ、エノキタケ、シイタケなども強かった。エノキタケには、強い活性酸素除去効果もある。

(5)シメジ(6)まい茸。血栓防止に効果がある食べものとしては、玉ネギ、ニンニクがあるが、キノ

※(60)～(68)キノコ類を別掲

コではシメジにその効果が高い。血圧を下げる働きもあるから、高血圧で動脈硬化があり、脳卒中の恐れのある人は好んで食べるとよい。

まい茸は高脂血症、高血圧、便秘に有効。その後、研究が進むにつれ免疫力増強効果の高いことが分かった。なお、シメジ・まい茸ともその有効成分は熱によっても失われないということです。

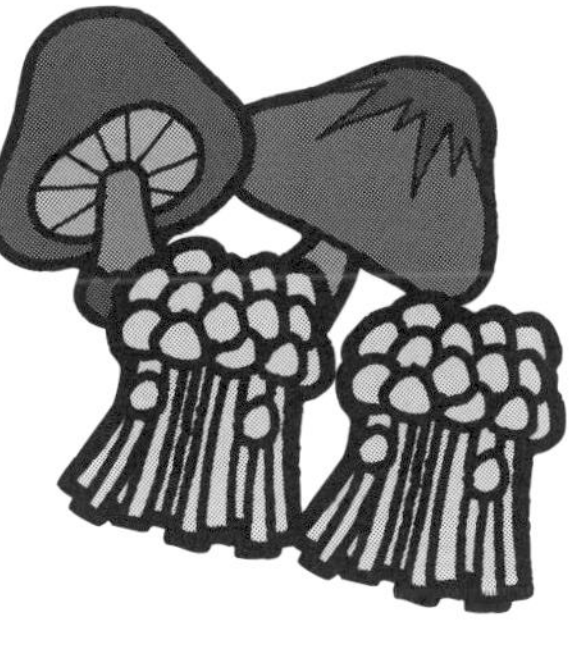

（3）緑黄色野菜　その1

健康相談で、私は、しばしば緑黄色野菜の摂取、特に体に取り込みやすいジュースの形での飲用をすすめている。

無農薬または減農薬栽培の野菜をミキサーまたはジューサーで処理して、なるたけ繊維分も一緒に、ゆっくりとそしゃくしながら飲むことは最高のぜいたくと思う。

とにかく、新鮮な緑黄色野菜のジュースはビタミン、ミネラル、有用酵素の宝庫で、最高の健康食材であり、便秘薬でもある。ごく最近の研究で腸が通常の免疫機構とは別に、自前の仕掛けを持っていることが解明された。腸表面の粘膜から免疫細胞を育てる物質を出し、免疫細胞の数を調節して腸内を正常に保っている。そしてこの働きは人体のアレルギー制御のメカニズムにも大きく関係していると思われる。

このすごい働きを、血液を浄化し、腸内を清潔にすることで助長する一番の食材が緑黄色野菜であり、これの有効な摂取方法はジュース化です。野菜は食べだめもききません。毎食充分にとるように心掛けましょう。

（4）緑黄色野菜　その2

前回は、すばらしい効果のある緑黄色野菜のジュースをお勧めしましたが、難点はとても手間がかかり面倒なこと。だから市販の野菜ジュースに頼ることになる。

よく見る野菜ジュースは、68円から２００円まで数種あります。私は毎日のことだから、安いにこしたことはないと、安い製品を信用し常用している。

その材料の有効性を見てみよう。材料中、最多量なのはトマトで還元のジュース。実質トマトミックスジュース。トマトはアルカリ性のミネラルに富み、酸血症を中和するのに価値のある野菜。諸種の酸を含み、胃液の分泌を促進し、食欲を増進させる。ビタミンはAとCが多く、風邪や気管支炎などに効果的。さらにリコペンという成分を含み、ビタミンEの１００倍もの強力な抗酸化力がある。

キャベツは、ヨーロッパでは薬効ナンバーワンの野菜とされている。含有するビタミンには、A、B群、C、Uがあり、ミネラルも塩素、カルシウム、鉄、イオウ、ヨード等を含み、胃・十二指腸潰瘍に良い。

にんじん。ビタミンやミネラルの殆んど総てを含有し、栄養的に最もバランスのとれた野菜であり、セロリもその親せき。

ほうれん草は、周知の健康に有効な野菜である。その他てんさい、レタス、パセリ、クレソンも含まれ、レモン果汁で鮮度の維持を図っている。

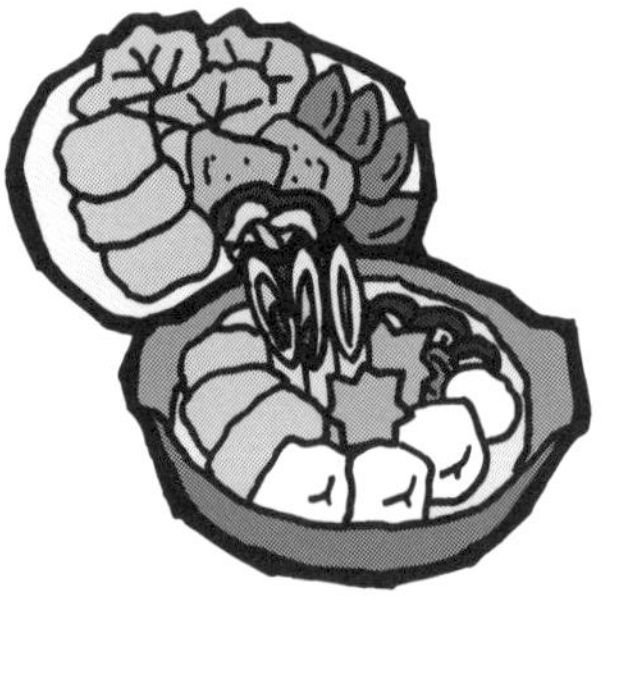

（5）バランスのよい食事とは？

年のはじめに、食生活のバランスをととのえ、生活習慣を省みて頂くために、今回は食材からはなれて、このテーマにしました。

栄養のバランスということが、よくいわれ、「バランスのとれた食事をする」大切さがいわれます。だが、これくらいあいまいな表現もないのではあるまいか。おそらく、百人百様の受け取り方をしているに違いない。

言葉の上の結論としては、人間の成長と健康の維持に必要不可欠な40余りの栄養素（必須アミノ酸、ミネラル、ビタミン）を含んだ食べものを、日々の運動量（エネルギー消費量）に合わせて、腹八分目にとることがバランスのよい食事である。

しかし現実の生活は、食品分析表を見ながら買物をし、調理するということは不可能ですから、口においしい食肉類、白米、白パン、白砂糖、精製食塩にたよる食生活を転換して健康生活を送って頂くために、次の食材分量の目安をバランスのよい食事として提案します。

米、雑穀、パン類（精白しないもの）	45％～50％
野菜、豆類、海藻類	30％～35％
肉類（含魚肉）	10％

果実

5〜10%

（6）緑黄色野菜　その3

（4）の野菜ジュースの材料で説明を端折ったセロリ、パセリ、クレソン、レタスの栄養とすごい薬効を説明します。

(1)セロリは、にんじんと親せきと書いたが（別名「清正にんじん」）同じセリ科で、栄養的にはセロリはかなり劣る。特にビタミンA成分はにんじんの約25分の1と少ない。しかしセロリに含まれるメチオニン（人間が体内で作れない必須アミノ酸の一つ）は肝臓の働きを強化してくれるので有効な食材。

(2)パセリも名のとおりセリ科。オランダゼリの別称がある。軽いので、g当りのビタミン・ミネラルはにんじんよりも多量。パクパク食べる野菜ではないが、その薬効の多彩さにも驚かされる。血管を若く強くするのが基本的な力。脳の活性化、老廃物の排泄促進。内分泌機能の正常化等の効果がある。家庭で野菜ジュースを作る場合には、ぜひ一つかみ加えてもらいたい。又刺身や肉等にパセリが付いていたら、（今年は兎どしだから）兎のように鼻をうごめかして、残さずムシャムシャ食べてほしい。

（7）緑黄色野菜　その4

アメリカの有名な自然療法医、カーシュナー博士は「ビタミンは、他のすべてのビタミンと一緒の方が、よりよく働く。完全なビタミン複合体は、自然にのみ見出される。それは「試験管からは決してできてこなかったし、これからもできてこないであろう」と述べられている。これぞ、アメリカ版「薬食同源」の主張と拍手したい。

（野菜ジュースの材料の説明をつづけます。）

(3)クレソンは明治のはじめに渡来し、ミズガラシと名付けられ野生種もある。栄養素はセロリの数倍。生息するとほろ苦さと辛さが何ともいえないさわやかさを生み、肉・魚食の口直しとなる。

(4)レタスの栄養素は、パセリより大分劣るが、それでも相当なもの。脳神経の働きを正常に保つイオウ、マグネシウム、鉄などのミネラルをバランスよく含み筋肉、脳、神経組織の新陳代謝を活発化するため脳神経の鎮静化に有効で、ストレスの多い現代社会に向いた野菜といえる。

(8)アメリカ版　薬食同源①

1977(昭和52)年、米上院は「心臓血管病や癌などの文明病は、現代の食生活がもたらした食源病である。だから医療でこれを治すことはできない相談で、正しい解決策は唯一つ、従来の医療一辺倒の考え方を改め、国民の一人一人が自分の責任で食生活を改善し、健康づくりを励行することである」と指摘し、食生活改善の指針として国民の心臓病死を半減させることを当面の目標とする食事目標を制定しました。(次回紹介)

この報告は、米欧の医学、栄養学の権威者を動員したもので、先進国に大きな反響をまき起こしたのです。

日本でも1985年「健康づくりのための食生活指針」(厚生省)が発表されたが、空前のグルメブームにかき消され、食生活の欧風化と日本食離れが一段と加速する中で、先進各国に先がけて1981(昭和56)年には癌死が死因のトップとなり、程なく心臓病が死因の第2位においりでました。

「癌は食事で防げる」として「食物・栄養とがん」に関する特別委員会を設置し、巨額の資金を投入し、国家的な癌研究体制を推進して、着々と成果をあげているアメリカに大いに学ばなければなりません。

（9）アメリカ版　薬食同源②

アメリカでは1982（昭和57）年、第一次全米科学アカデミーレポート（癌予防と食生活）が公表された。その要点は①癌と食事は関係がある。②暫定的ながら癌予防の食事ガイドを制定する。③癌と食事に関する研究指針の制定の三項目である。

この研究指針は、デスクプランではなく、巨額な研究資金に裏付けられた具体的指針であって、全米の研究路線は従来の抗癌剤開発路線から「癌・老化・免疫と食事」の関係解明という新しい研究方向に180度方向転換をした。そして1992（平成4）年、第二次レポートが発表された。①「高脂肪食の発癌機序（きっかけとしくみ）」及び「精製植物油の問題点（脂質過酸化反応と老化・発癌機序）」が明らかにされるとともに、「減食による発癌抑制効果」「野菜に含まれる植物化学物質の発癌抑制作用」など新しい研究成果が続々と発表されており、全世界に大きな衝撃を与えました。今すぐに高脂肪食の減少を実行しましょう。

(10)アメリカ版　薬食同源③

アメリカの食事目標の切り札

〝自然穀菜食〟

(1)「肥満こそ万病の根源」　まず体重のコントロールをする。肥満の原因は精白食(白米・白パン・白砂糖)という欠陥食によって引き起こされる代謝障害。

(2)複合炭水化物と自然生成糖の摂取をエネルギー摂取量の48%に増やすこと。主食(未精白穀物)中心の自然穀菜食に帰ること。

(3)精製およびその他の加工糖の摂取を減らし、総エネルギー摂取量の10%にする。隠れて使われた砂糖に注意する。砂糖は老化を早め、免疫力を低下させる。

(4)総脂肪摂取量を25%以上カットする。

(5)動物性脂肪を大幅に減らし、植物性脂肪を増やす。

(6)コレステロール摂取量を一日300㎎くらいに減らす(牛肉400g。卵は3分の2個くらい)。

(4)~(6)の目標は、つまり総脂肪を減らすこと。

(7)塩分摂取を減らす。特に精製塩は発癌を助長するという研究がある。一般に肉食民族の食生活は菜食民族よりも、生野菜などでカリウム分を補給し塩分とバランスをとる必要がある。（今回で「アメリカ版薬食同源」の紹介を終わる。日増しに欧米化しているわれわれの食生活の指針として頂ければ幸である。）

(11) 植物たんぱくはすぐれもの

「日本人は1日80種類以上の食品添加物を口にしている(年間4kgにもなる)。日本の教育は知育、徳育、体育がこの柱とされているが、これに『食育』を加えるべきだ」と栄養専門学校長の服部幸應さんは多年言い続けてこられたそうです。「料理の鉄人」の解説者などで有名な方です。

(1)どんなものを選んで食べるか、(2)箸の持ち方とか食事のマナー、(3)食糧問題と環境問題、をあげておられる。私はこれに食べものがどういう成分を含んでいて、体にどういう影響を与えるかの知識を加えて、一日も早く学校で(成人学級でも)「食育」をはじめてほしいと願っています。

「昔はおふくろの味で、食べものを教わりましたが、今は袋の味で食べものを知る」と服部さんは言っています。その上、日光不足と農薬過多のキレイすぎる野菜、運動不足で味の落ちた鶏肉や卵、汚い海でとれた魚介類を見て情けなく思っています。

それでも大切な食材の話を続けます。そして21世紀を元気で迎えられるよう20世紀最後の年をマメ(健康)に暮らせるよう祈って豆の栄養の話からはじめます。

食品成分表から比較表を作ってみました。スペースがなくてお見せできないのが残念です。

小豆、いんげん、うずら、えんどう、そら豆、大豆(枝豆、もやし、きな粉、豆腐、納豆、おから、湯葉）、緑豆（ゆでもやし、はるさめ）など。いずれ劣らぬスグレモノ揃い。未熟豆、青ものは別として、ビタミンCは含みませんが、バランスの良いたんぱく質、脂肪、炭水化物、ビタミン類、ミネラル類を沢山含んでいます。このバランスの良さが豆類の特徴です。精白米、白パンを食べている毎日の食事のアンバランスを補うため黒砂糖で調理したくろまめでお正月を祝いましょう。

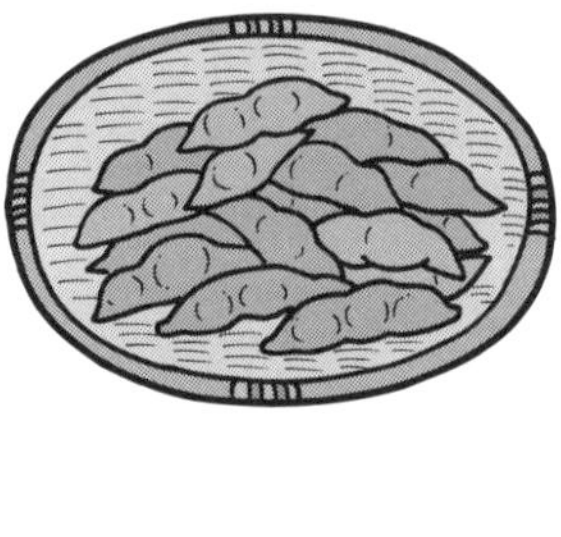

（12）ネギ類の食効①

ネギ、ニラ、玉ネギ、ニンニクはユリ科ネギ属に分類され、アリウム属ともいわれます。大昔から世界中で薬として使われてきたポピュラーな、おいしい食材です。これはネギ類の野菜にはビタミンＢ１の働きを活性化する成分を有し、イオウ成分などによる生理活性作用が古くから実感されていたからであろうと考えられます。

ネギ類の栄養素を調べてみると、たんぱく質、糖質（炭水化物）、繊維が多く、ビタミンも、Ｂ１、Ｂ２、ナイアシン、Ｃと多種で、ネギとニラ、特にニラにはビタミンＡ成分が多い。ミネラルはイオウ、カリウムが多量に含まれ、カルシウム、リン、鉄、ナトリウムその他、地中の有効成分を吸収している。特に多量のカリウムは塩分過多になりがちな食生活のナトリウム・カリウムのバランス（一対一が理想的といわれる）の矯正に大いに役立ちます。

ネギ類の中で、滋養強壮の食材として用いられてきたニンニクとどちらかというと最近まで薬用食材としての注目度の低かった玉ネギが、ともに最近の研究によって、多くの揮発性のイオウ含有成分を有し、非揮発性成分も多種類かつ豊富に含まれていることが明らかになりました。特に玉ネギにはケルセチンと呼ばれる抗酸化物質が多く含まれていて顕著な生理活性作用を持つことが世界の沢山の大学から発表されました。ニンニクについても米国で１９９８年に国際会議が開かれ、癌や生活習慣病の治療に有効だとして一段と注目を集めています。

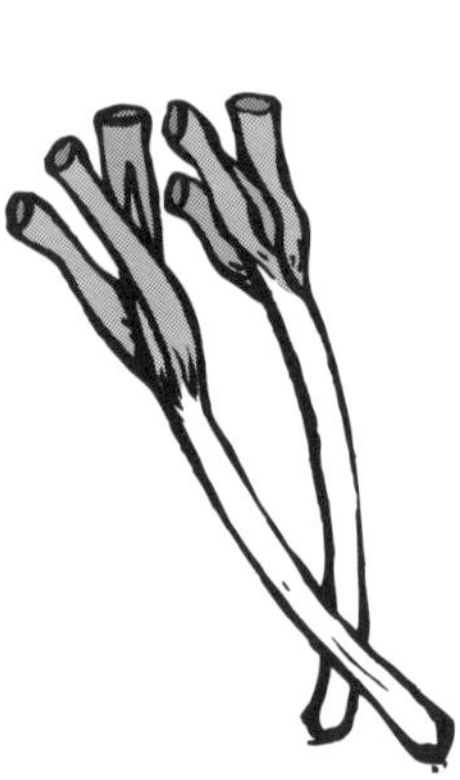

(13) ネギ類の食効 ② 玉ネギとニンニク

前回、玉ネギとニンニクが、ともに有機イオウの成分が多く含まれていて、いろいろな生理活性を持っていると書きましたが、玉ネギはもう一つの特性として「ケルセチン」というフラボノイド（抗酸化物質の一つ）が多量に含まれています。フラボノイドには癌や老化の原因となる活性酸素を除去するすぐれた抗酸化作用があり、血液中に長くとどまって作用する性質があります。そのため内外の研究機関によって、玉ネギには抗癌（胃、大腸、直腸、乳、肺、食道）、抗血栓、抗動脈硬化、脂質代謝改善（高脂血症とアレルギー）、血糖降下（糖尿病）、骨吸収抑制（骨粗しょう症）などの作用が認められると発表されています。

ニンニク。とてもにおいがきついけれど（熱を加えるとにおわなくなる）滋養強壮剤として古くから食べられてきましたが、最近改めて注目されている理由は、ニンニクの持つ幅広い効用に科学のメスが入れられ、具体的な作用のメカニズムが解明されつつあるからです。(1)悪玉（LDL）コレステロールの酸化を大幅に抑制し、動脈硬化を予防する、(2)発癌物質を解毒する肝臓の酵素を活性化し、癌の発生を抑える、(3)人間の全ての活動によって発生する活性酸素は、人間の遺伝子や細胞を傷つけるため、癌や老化につながるのですが、ニンニクはこの活性酸素の働きを抑える強い抗酸化作用を持ち、老化に伴って低下する免疫力を活性化する、(4)胃の中で、かいようや癌につながる細胞異常を引き起こすピロリ菌に対しても、その感染を減らし、胃癌の発生を抑える。こんなすばらしい薬用食物をできるだけ生《なま》に近い形で食べるようにしましょう。

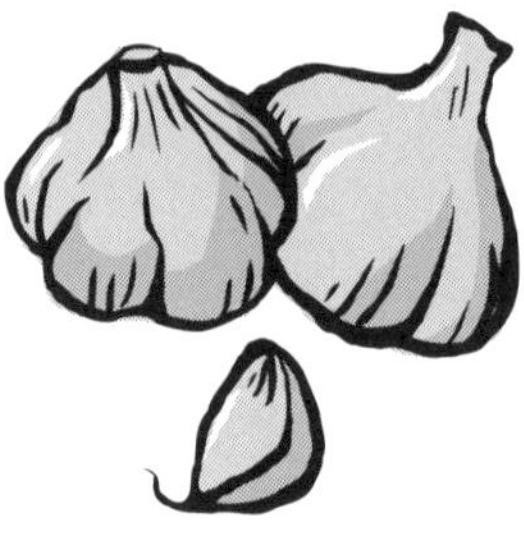

（14）果菜類　その①　かぼちゃ、きゅうり、しろうり

かぼちゃときゅうり、しろうり、いずれも夏野菜で目下が旬。ウリ科の一年生植物。

かぼちゃ　別名なんきん、とうなすと呼ばれ、16世紀、ポルトガル船が、カンボジアから持ち込んだので、「カボチャ」の名がついたといわれる。「冬至にかぼちゃを食べると中風にかからん」といういい伝えは、かぼちゃの栄養バランスが良く、豊富なミネラル（特にカリウムが多量でナトリウムを調和します）を含み、ビタミンもA・B・C・Eと有害な活性酸素の除去に役立つビタミンに恵まれた野菜であることを証明するものです。もっとも、どんなに有効な食品でも、年に一度では不足ですし、食いだめもききません。おいしい果菜ですから、輸入ものもあるので、年に一回ではなく、毎週一回くらいは食べるとよい。風邪や糖尿病にもよいといわれ、タネは炒って食べると前立腺、インポテンスによい（市販もされている）。

きゅうり　世界的に普及した野菜の一つで、インドでは３０００年も昔から栽培され、日本には10世紀ころ渡来してきた。昔はからうり、又はそばうりと呼ばれていた。ウリ科の植物にはイソクエルシトリンという利尿作用のある成分が含まれているため、スイカ、きゅうりなどは利尿の必要のある病気（高血圧、心臓病、腎臓病など）に大変効果がある。味は淡白だが、カルシウム、リン、鉄、ナトリウム、カリウム、マグネシウム、硅素《ケイ》と多種のミネラルを含み、ビタミン

もA、B、C、Eと豊富です。

しろうり　しろうりは、とうがん、にがうりなどと同じく、きゅうりと栄養成分は同程度ですが、ビタミンE成分に欠けています。ウリ類は、いずれもビタミン、ミネラルが豊富で体力の消耗の激しい夏の果菜として、最適の食品です。

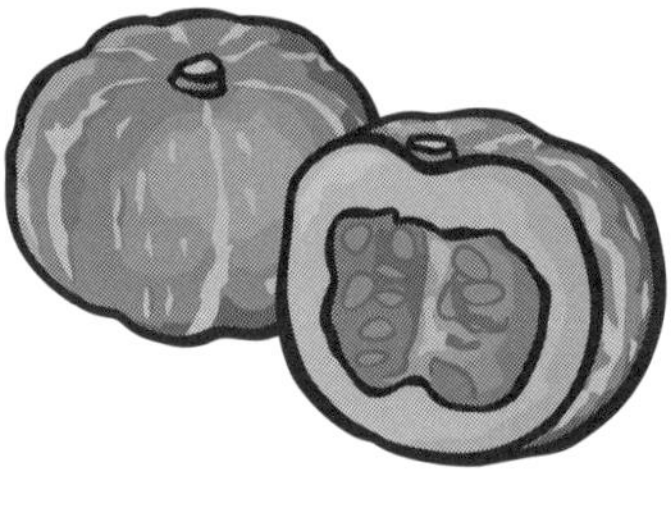

(15) 果菜類　その②　ナス、トマト、とうがらし、ピーマン

夏の代表果菜で、とうがらし以外は体を冷やす作用がある。

ナス　へたや茎の黒焼きは歯磨き粉がわりに使うと歯や歯ぐきを引きしめ虫歯や歯槽膿漏などに効く、市販もされている。ビタミンA、B1、B2、ナイアシン、Cなどが多量に含まれ、毛細血管を強化する作用を持つ成分（ビタミンP※といわれていた）も多く脳出血を防止する作用がある。果皮の色素はナスニン※といい、体に必須の鉄やニッケルを体内に取り込む作用をしてくれる。

トマト　緑黄色野菜その2（連載4）で、ある野菜ジュースの最多量を占める材料として、その有効性を説明している。その際アルカリ性のミネラルに富むと簡単に書いているが、カルシウム、リン、鉄、カリウム、マグネシウム、セレン、銅などを含み、豊富なリコペンの活性酸素除去作用（ビタミンEの100倍）とともに、夏果菜の王様です。

とうがらし、ピーマン

とうがらしは七味、五味など薬味に用いられる。辛い成分は、カプサイシンというアルカロイドでカビ止め、殺菌の効果があり、抗酸化作用が特に強い。種皮の赤いのはカロテンのせいですが、他にビタミンA、B1、B2、ナイアシンがピーマンより豊富で、特にビタミンAは7倍以

※ ビタミンP：フラボノイド
※ ナスニン：ポリフェノールの一種

上ある。注目すべきは、種実より枝葉の方が数倍栄養素が豊富なこと。葉と柔らかい枝を揚げもの、つくだ煮などに工夫してほしい。

ピーマンは、とうがらしよりビタミンCが数倍多く、葉緑素、植物繊維に富み肉食過剰の人には赤ワインよりピーマン、青とうがらしをおすすめしたい。

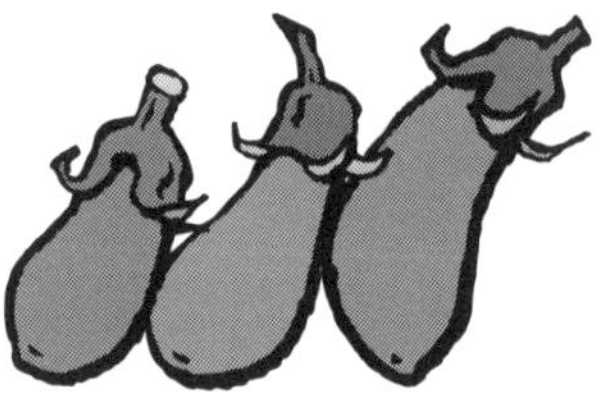

(16)根茎菜類　その①　かぶ、大根

かぶ・大根共にアブラナ科。わが国では古くから親しまれた野菜で、すずな、すずしろといわれ、春の七草に入れられている。かぶ、大根には大小さまざまな種類があり、かぶら大根といわれる丸く大きな大根もある。含有する栄養素も似通っていて双子の兄弟。ともに栄養のバランスがよく、ビタミン、ミネラルに富み、特にミネラルは地中深くから吸い上げたカルシウム、鉄、カリウム、亜鉛、銅が、根はもちろんですが、葉に濃縮されて貯えられている。低農薬栽培の葉っぱを捨てずに利用しましょう。

葉には、さらにカロテンを主とするビタミンAが特に多く、ビタミンCはレモンより少ないが、オレンジやトマトの3倍も含まれているから、まびき菜のにんじん(幼い葉と根)、リンゴをミックスしてジュースにしたい。

薬用効果については、大根が代表してもてはやされているが、かぶにもその力はあると思う。ジアスターゼ(消化酵素)その他の酵素類やビタミン、ミネラルの働きで健胃・整腸・消化促進作用が強くビタミンA・Cの複合的な粘膜強化作用によって気管支炎その他の咳を鎮め、痰をとるなどに効果がある。又大根の先の方の辛み成分は、お通じをよくする作用があるので試してみるとよい。

(17) 根茎菜類　その② ごぼう、にんじん

ごぼう　キク科の越年性植物。ごぼうの根の部分を食べるのは日本人だけ、ヨーロッパでは若葉がサラダに用いられているということです。残念ながら食品成分表には、ごぼうの葉の成分の表示がない。長い根茎から吸い上げた地中のいい成分と太陽エネルギーを利用して光合成や炭酸同化作用を行っているから葉っぱにも良い成分が含まれているであろうと思われる。当然根茎部分には、かぶや大根に比べてもマグネシウム、亜鉛、銅の成分が数倍も多く、タンニンも含むので消炎作用があり、潰瘍ややけどに効果がある。更に食物繊維が多く含まれているため、食物中のコレステロール、脂肪、糖質など余分な栄養や体内の老廃物、毒素を繊維にくるんで体外に排出し、腸内の有益菌を増やし活性化して免疫力を高めてくれるので、癌、脳血管病、糖尿病などの予防と治療に効果があります。

にんじん　にんじんについては緑黄色野菜その2で簡単に触れましたがセリ科の越年性植物。ヨーロッパで改良が重ねられ世界的に普及した野菜で、健康を増進する黄色野菜の王様です。

人間に必須の40種類の栄養のバランスからいえば、さやえんどう、レタス、ほうれん草、キャベツの緑色野菜に少し劣りますが、ビオチン、ビタミンB12、ビタミンD以外の全てのビタミンを含み、ミネラルはナトリウムとクローム以外を豊かに含有し、アミノ酸組成も、メチオニンが

少ない以外は申し分がないので、自然療法学者のウォーカー博士（米）は「にんじんジュースは潰瘍と癌をなおす世紀の奇跡である」といい切られた程。にんじんとキャベツの混合ジュースを切におすすめします。

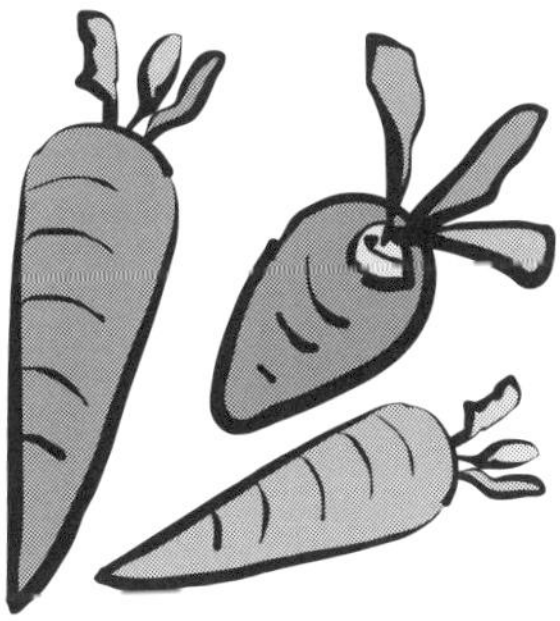

(18)根茎菜類③　タケノコ(竹)、レンコン(蓮)

竹は熱帯性の植物で、日本原産は笹です。熊笹の薬効と制癌成分が多いことは、広く知られている。竹は、マダケ、ハチク、モウソウチクなどが食用にされます。

タケノコ　フキ、ワラビ、ゼンマイなどと共に春先に採れ、食物繊維が多いので、便通を促進し、腸内の余分なコレステロール、脂肪、糖質などを大便といっしょに排泄し、腸内の大掃除をしてくれる。子どものとき私は「こんなに固くて(モウソウチクの根の先は特に)エグミ(あく)の強いまずいものを、どうして食べるのだろう」と思っていました。竹やぶから掘ってきた田舎の食卓にのぼるタケノコは、もったいないから、かたいところも捨てないで食べたからです。今、八百屋やスーパーで売っているタケノコはとてもおいしい! 含有するミネラルは、カルシウム、リン、鉄、カリウム特に多量のカリウムを含む、ビタミンもA(カロテン)、B1、B2、ナイアシン、C、Eを含み、結構栄養に富む。

レンコン(蓮)　多年生、スイレン科。はすの実が3000年もの長い間、発芽力を保っていたことが、大賀はすで実証されました。はすと仏教とは関係が深い。泥沼や池の中に清らかな花を咲かせているはすの姿は、私のような無信心ものが見ても、とても尊い、おごそかな思いがします。食用部のレンコンは、このはすの地下茎で、でんぷん(糖質)が多く、ミネラル成分はナトリウムを少量含むほか、ビタミンはカロテンを含まないが、どちらもタケノコとほぼ同量で、栄養素がゆたか。タンニンを含むので、消化、止血、消炎、下痢どめなどの働きにすぐれている。

鉄分はタケノコの2倍で、貧血の人には大変よい食べ物。タケノコ、レンコンともカリウム成分を多く含むので高血圧の人におすすめできる野菜です。

（19）根茎菜類④　ユリ根、ショウガ、ワサビ

ユリ根　ユリ科、熱帯性多年草のユリの鱗茎、この鱗片を乾燥したものを漢方でビャクゴウという。消炎、鎮咳、利尿、鎮静薬として処方される。日本産のものは薬効がうすいとされているが、山間の適作地を選ばないことが原因と思われる。それでも、旬の野菜としては、とてもおいしい。糖質はもちろん、少量のたんぱく質を有し、ビタミンはＢ１、Ｂ２、ナイアシン、Ｃを含み、ミネラルはカルシウム、リン、鉄、ナトリウム、カリウムを含有し、特にカリウムが多く、塩分過多の食生活を是正するのに有用な野菜といえる。

ショウガ　熱帯原産の多年草で日本には稲作とともに弥生時代に渡来したといわれています。漢方ではショウキョウといわれ、健胃、食欲増進薬として利用されます。赤ジソに漬けたベニショウガは五目ずしには欠かせませんが、鮨にガリ（酢漬けショウガ）は、こたえられないものの一つです。ショウガの辛味成分はジンゲロン、ショウガオールで芳香成分も豊かです。たんぱく質、糖質、ビタミンは少ないが地中のよい成分を吸収してミネラル成分はまずまず。陰性体質（貧血、低血圧、胃腸病、冷え性）の人には黒砂糖、蜂蜜を加えたショウガ湯（一日、二、三回）がすすめられる。

ワサビ　アブラナ科の多年草。アブラナ科とは驚きましたが、花を見て納得。日本特産の代表

的な香辛料。深山の渓谷に群生。現在は栽培ものが主流となっている。ワサビの花のひたしは春の香りがしました。ワサビ独特の辛味はシニグリン※という成分が、おろすとミロシナーゼという酵素によって分解されカラシ油となって辛味が出てくる。この辛味成分に食欲増進、利尿、殺菌の諸作用がある。それ故、刺身や鮨などに珍重される。栄養分はたんぱく質、糖質少々。ビタミンは少量のカロテン、BとCを含み、ミネラルもユリ、ショウガに劣らず、渓流の恵みを受けて豊富です。

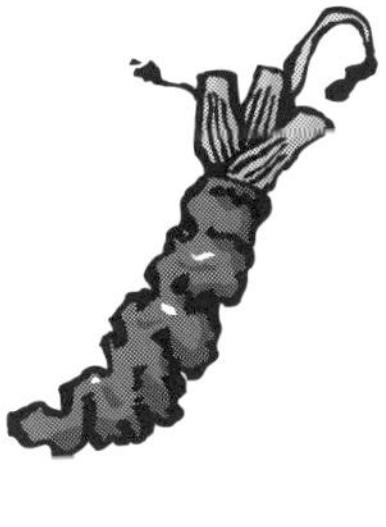

※ シニグリン：からし油配糖体の一種。ミロン酸カリウムともいう。

(20)芋類① さつまいも

「穀物」と「野菜」の二つの顔、さつまいも。アサガオやヒルガオと同じ種類のヒルガオ科に属するといわれても、一寸とまどいますが、日本人の食生活では、蒸し芋(又は、煮物)、焼き芋、芋粉、蒸し切干し、アメ、アルコール(焼酎、泡盛)、ブドウ糖など色々の形で利用されている。

本州では〝さつまいも〟、薩摩では〝リュウキュウイモ〟、琉球では〝カライモ〟と呼ばれているのも面白い。いずれにしても戦中派には穀物代用として思い出深い食物です。おいしさでは〝焼きいも〟が一番かな。主な栄養成分を〝焼き芋〟と〝白米のごはん〟とで比較すると、たんぱく質、脂質は白米が約二倍ですぐれていますが、糖質はほぼ同量、総カロリーも同じで、穀物の顔を示します。

〝白米ごはん〟に比べ食物繊維は7倍、カルシウムは13倍、鉄分は5倍、カリウムは12倍、ごはんに皆無のビタミンCが夏ミカンなみに多く、その上〝さつまいも〟のCは加熱してもこわれにくい特徴をもっています。ビタミンA、B1、B2、ナイアシンは〝さつまいも〟の方がずっと多量で、ミネラル成分、ビタミンの豊富な有用な野菜の顔も持っています。

食物繊維のせいだけではなく、便通をよくする成分も含んでいて、さらにアマイドという物質が腸内の有用菌の繁殖を促進してくれるので、便通のよくない方には、おすすめできる有力な野菜の一つだと思います。又、女性の鉄欠乏性貧血の方には有効な食べ物の一つです。

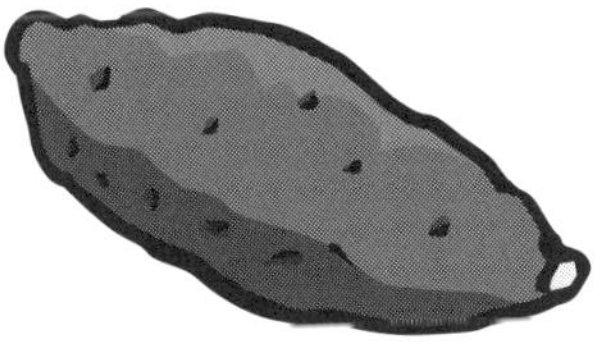

㉑芋類②　じゃがいも

じゃがいも　ナス科の植物。チリ原産の多年生草本。アンデスのインディアンが食料として貯蔵していたものを、16世紀侵略したスペイン兵が発見し、本国に持ち帰ったので、ヨーロッパに広まったということです。芋は地下茎で、翌年発芽するためのいのちの貯蔵庫です。

じゃがいもはビタミンB群やC、パントテン酸、葉酸、カリウム、イオウ、マグネシウム、リン、鉄、亜鉛、銅、マンガンなどのビタミンとミネラルがバランスよく含まれている。人間に必要なミネラルの種類も多い。ビタミンCには解毒作用や細胞組織の再生機能の促進作用があり、パントテン酸の作用と相まって皮膚の浄化、修復に効果を発揮します。イオウ、リン等は殺菌浄化作用があるので、皮膚の浄化や粘膜の再生に有効なため、美容食としても、抗潰瘍食としても格好な食物です。又、カリウムを多く含むので、常食すると血圧を下げる効果があります。

前回、さつまいもが主食の代用とされたと書きましたが、ヨーロッパのドイツその他の国で、じゃがいもがパンに次ぐ主食となっているのも、消化、吸収がよく、栄養に富んでいるからです。アミノ酸スコア（食品の含んでいる必須アミノ酸を主にした各種アミノ酸の含有バランスのよしあしの程度を示す数値）で見ても、さつまいもの88には劣るものの、各種の小麦粉やパンの35～44に比べ68と玄米なみに高く（精白米は65）、パンと同等に主食扱いされても、決して不思議ではありません。

美容と健康のため、サラダや肉じゃが、カレーに入れて、せいぜい食べることにしましょう。

しかし、すぐに出てくる「じゃがいもの芽」にはソラニンという有毒のステロイドアルカロイドがあるため、芽はキッチリと取り除いて調理しましょう。

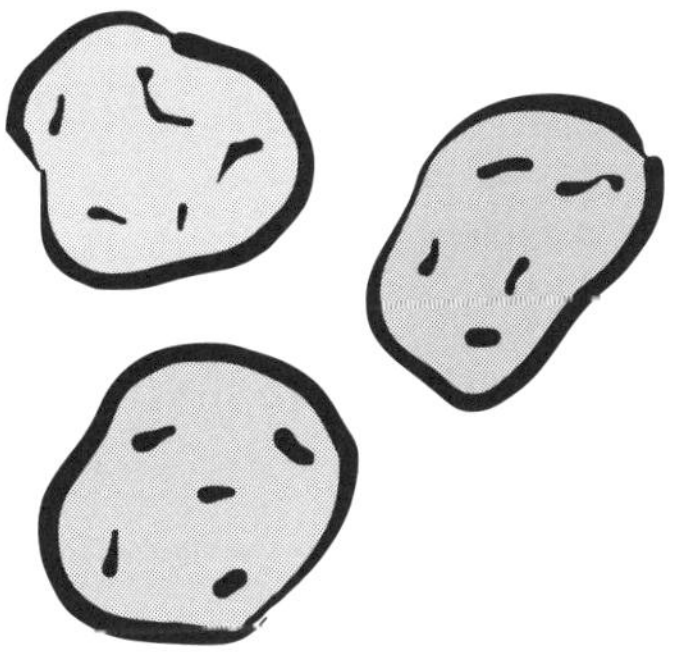

（22）芋類 ③　さといも、やまいも

さといも類（さといも、みずいも、やつがしら）　サトイモ科、熱帯アジア原産の多年生草本。仲秋の名月の宵、米の粉の団子と、さといも（子いも）を蒸し、お盆に供え、すすきを生けて縁側に出し名月を迎えた幼い頃の思い出があります。塩味でしたから子供にはおいしい食べものではありませんでした。それが大人になって酒の肴の「衣《きぬ》かつぎ」などは、めったにお目にかかれない旨いものに変身しました。

球茎には炭水化物が多く、たんぱく質も、さつまいもより豊富で、じゃがいもとほぼ同じ。カリウムは両者より多くアミノ酸スコア（前回参照）は、さつまいも88より劣るが、84、じゃがいも68よりすぐれている。多くのミネラルやビタミンを含んでいて重要な救荒食であった実力を示しています。葉柄は汁の具、漬物、ゆでて酢の物として、また乾燥して貯蔵し、ずいきとして食用にされます。

やまいも類　ヤマノイモ科、野生の多年生つる性草本。最近は畑地に栽培されることもあるようです。いちょういも、ながいも、やまといも、じねんじょ、だいじょ等があります。いずれもミネラル、ビタミンとも豊富。ジアスターゼ、アミラーゼその他の酵素が豊富に含まれているため「とろろ飯」などにして少し食べ過ぎても、すぐに胃がスッキリします。昔から、やまのいも、さ

といも、うなぎ、どじょうなどのヌルヌルしたものは精力のつく食べものといわれてきましたが、これらのネバネバ物質はムコ多糖たんぱくを多量に含有し、耳や目によく、足や膝、腰の腫《は》れ、むくみ、痛みをいやします。漢方でも山薬《さんやく》といって老人病の妙薬とされる「八味地黄丸」の重要な成分となっています。薬効の高い、ながいものアミノ酸スコアは52、必須アミノ酸の含有量は、さといもの方がすぐれています。

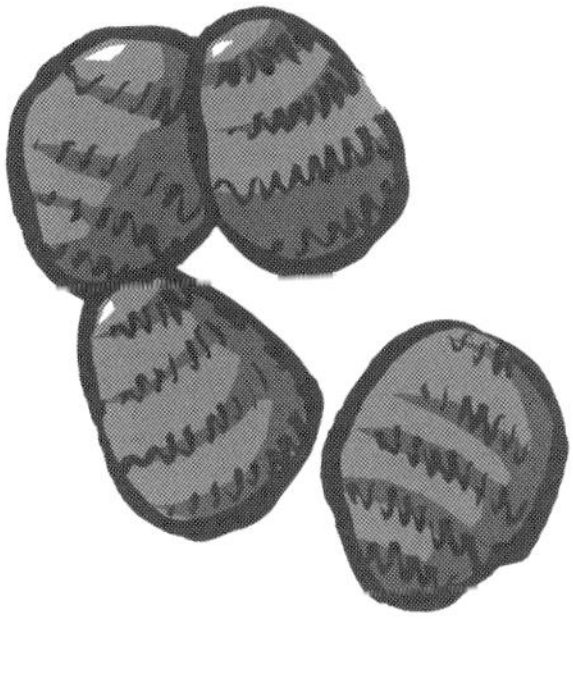

(23)牛肉問題

「食べるものがくすり」として薬食(医食)同源を連載していますが、日本でも、とうとう牛に狂牛病が発生しました。病牛は合わせて3頭だけと報じられていますが、本当に見逃しはなくて3頭だけなのか、いまだに原因や感染経路が解明されていないだけに不安です。

牛肉は、たんぱく質と脂肪のかたまりで、殆どの部位はアミノ酸スコアが100で、適量を食べれば(一般には、おいしいにまかせて食べ過ぎているのですが)理想的なたんぱく質(数十個以上の各種のアミノ酸が鎖状に結合した高分子)の補給源。それだけに残念なことです。

牛肉を安心して食べられない、食べれば栄養になるどころか、恐い病気の原因になるかもしれない。またしても、行政が国民の命とくらしを粗末にしている結果、こういうことが起きてしまった。どうして、早く肉骨粉を禁止してくれなかったのか。異常プリオンは煮ても、焼いても毒素が消えないだけにウラメシイ。

かくなる上は、自分と家族の健康を守るため、国産牛の安全が確認できるまで安全国の輸入牛肉に切り替えるのが最善だと思う。又、川・海の魚類(アミノ酸スコア100)に転換すれば、栄養上の問題は乗り切れます。大豆をはじめとして豆類もアミノ酸スコアが高く、野菜などにも高いものが割とあります。消化吸収上の問題がありますが、タケノコ、ニラ、ナス、ブロッコリー、柿、キウイ、エノキタケ、ナメコがいずれも70以上、海藻では、こんぶ（82）、のり（91）が高く、わかめが100なのは、正直ビックリしました。

年始に当って、日本人本来の食生活を見直してみるいい機会ではないでしょうか。そこに生活習慣病から抜け出す健康への道を発見できるかもしれません（今回は臨時に牛肉問題をとり上げました）。

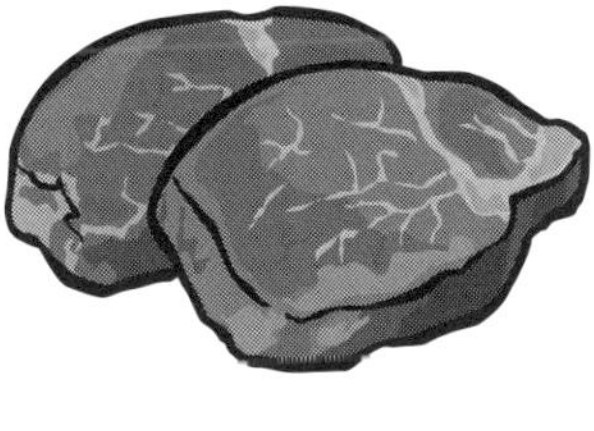

(24) 柑橘類① ユズ、カボス、スダチ、ダイダイ、レモン

どれもミカン科の常緑低木。

ユズ　葉のつけ根にトゲが多く、葉は長卵形。ミカンに似た実を結ぶ。果皮にはいぼいぼがあり、香りと酸味が強い。蕾と果実は香味料として使用され、果汁は酢の代わりに用いられてきた。

カボス、スダチ　どちらもユズの一種で果実はユズより小ぶりで、それぞれ独特の香気と酸味がある。カボスのビタミンCは42㎎(100g中含有量)。他の2つは40㎎でカボスが一番すっぱい。カボスは大分県特産、スダチは主に徳島県で栽培されている。ユズ、カボス、スダチの果汁の栄養素成分比較をしてみると、どれも甲乙つけにくく、ビタミンはD・K・B12を含まず、それ以外のビタミンを程よく含有し(Cは特に多く、食欲増進に役立つ)、ミネラルはカリウムが特別多く、取り過ぎの塩分の調整に有効、他のミネラルも欠けたものはない。

優等生のトマトジュースと比べると脂肪酸を全く含まない点と、抗酸化力がビタミンEの100倍もあるリコペン(ビタミンAの前駆物質であるカロチノイドの一種)を含むトマトには到底及ばない点があるにしても、ビタミンCが40対15と他のビタミン、ミネラルもまずまずの値を示している。

ダイダイ、レモン　この二つについても、前三者と大同小異だが、ダイダイについては古つわも

のとして、苦味を持つ果皮は健胃薬として使用され、葉つきの果実は縁起ものとして鏡餅の上に乗せ正月飾りに使われてきた。果汁は、もちろん古くから酢の代用にされてきた長い歴史がある。

レモンはインド原産。ミカンに似た白色五弁花を年中開く、実は紡錘形。現在はアメリカから大量輸入され、国内産もお目にかかるが色目がよくなく固い感じ。

果汁は芳香が高く、香味、酸味料として、育ちのよい使いやすさがある。

私はユズ、ダイダイで育ちましたが、生活習慣や出身地によって、多少、好みが違ってくるのは当然です。料理の奥はよく分かりませんが、いろいろ試して、わが家のお母さん（お父さん）の味を創りだして下さい。

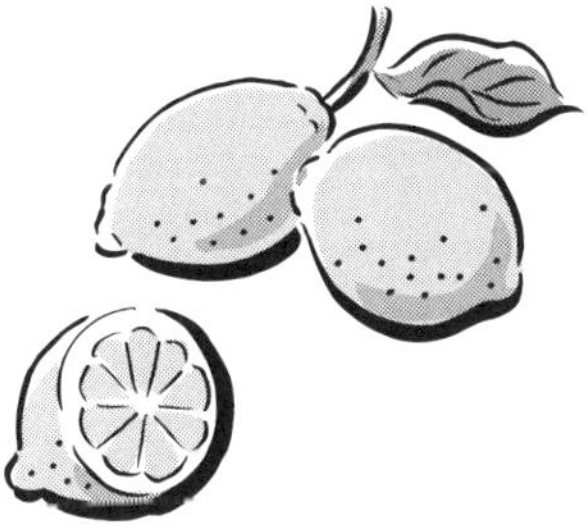

(25)柑橘類② ウンシュウミカン、イヨカン、ナツミカン、キンカン

一般に柑橘類は、全部ミカン科に属する植物の果実で、この科の植物は温帯から熱帯に約900種(150属)、日本には(12属)20種以上が自生しているということです。五訂食品成分表には内外の16種が載っています。全種の成分を一表にして比較してみました。結構、面白いのですが掲載はとても無理なので、代表的なものについて特徴などを記すことにします。

ウンシュウミカン 六月頃白い五弁の花を開くミカン科の代表選手。果実はへこんだ球型、果皮がうすく種がなく食べやすく、おいしい。甘味を好む傾向から甘味のきいたミカンも作られています。日本で偶発実生として、できたもので日本の中部以南の暖地のほか、北米、スペインでも栽培されています。ミカンの栄養成分の一番の特徴はカロテン含有量が柑橘類中ズバ抜けてトップ(100g中1mgを含む)で柑橘の王様の面目躍如(カロテンとは、光による生体反応の阻害を防止する働きをもつ微量の色素性物質。人間の体内では新陳代謝されてビタミンAとなって働く物質)。

柑橘類はどれもミネラル、ビタミンを豊富に含みますが、ミカンとキンカンはそのほか有機脂肪酸、特に人体に有効な不飽和脂肪酸を含んでいます。ぽんかん、ぶんたん(ザボン)、はっさく、グレープフルーツなどの同類は、この成分を含んでいません。

イヨカン、ナツミカン　これらはダイダイ類。意外や意外、イヨカンの生まれは山口県。明治20（1887）年に発見され1890年に愛媛県に導入。気候・風土に適合して栽培が拡がり伊予かん。同類のナツミカンも山口県萩の産。

キンカン　ミカン科キンカン属。中国から渡来。成分ではカロテン以外は、ミカンより豊富に含有。家の南側に植えておくと漢方の材料としても重宝でき（風邪、のどの痛み、咳、痰、解熱など）、生のまま蜂蜜などとデザートに、煮てマーマレード風の保存食にと色々便利に使えると思います。

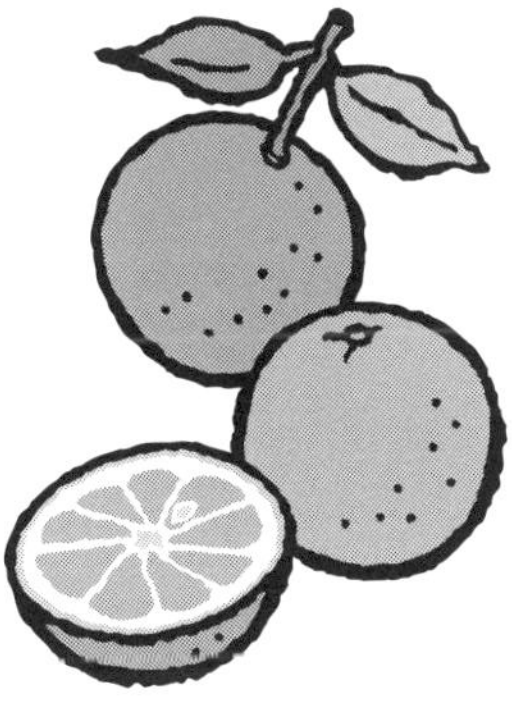

(26)食品の安全性

本連載(23)に牛肉問題を取り上げ、狂牛病に汚染されている恐れのある牛肉の消費を控え「日本人本来の食生活に切り替えてみるいい機会。そこに生活習慣病から抜け出す健康への道を発見できるかもしれません」と書きました。その後4頭目の病牛が発見されましたが、依然として原因や感染経路は解明されていない。あやしい牛がと殺されるだけでは、とても安心できない。

続いて、協和香料化学で作られた香料に食品衛生法で使用を禁じられている3物質を30年も前から使っていたということが都に寄せられた投書から発覚したということ。同社からの出荷先は約600社に及び、大手食品メーカーによる大規模な商品回収に発展していることである。問題の物質はアセトアルデヒド、プロピオンアルデヒド、ヒマシ油などで香料の配合原料に使われていた。自主回収を申し出た業種も広範囲に及んでいる。本来食品工場に対しては保健所が定期的に監視・指導をすることになっており、食品添加物工場については年6回と定められている。問題の工場は99年に一回検査を受けて以後受けていない。

輸入食品についても検査体制はぜい弱で、水際で防ぐことはできていない。厚労省は食品の安全性への関心が高まる中、検疫所での検査で残留農薬・添加物・細菌など食品衛生法の基準に違反する輸入食品が見つかった場合、これまで伏せていた輸入業者名などを公表し始めた。これはとても有効で必要な情報公開である。輸入業者の責任を明確にし、生産段階の管理や輸入前の自主検査を促すことにもなる。ニチレイなどが「中国産ほうれん草から基準値を上まわる農薬が見つかり全量を中国に送り返す」と自主公表した理由である。

そこで、われわれ消費者はどうすればよいか。「食は命の糧である。食品に対する信頼を裏切る行為をした業者の商品は買わない」と決め実行すること。一方消費者を軸にした生産者と販売者の協同した取り組みを推進し、行政を突き上げて一層有効な法律と管理体制を構築させる運動を進めていけば出口が見つかり、消費者は王様になることができるのではなかろうか。

(27) 真のダイエットとは

中国製「やせ薬」で沢山の人びとに健康被害が出たことは大変残念なことです。改めてダイエットの必要性と重要性について考えてみましょう。

ダイエットは単純なやせ対策ではありません。間違ったダイエット願望、やせ願望はツイッギーが羨望された昔から若い女性に病的に拡がっていました。「太るのがコワイからと極端な節食をした娘さんの生理がなくなってしまった」というのはダイエットの本末転倒も甚だしい悲しい話です。

誰でも人生を若く、美しく、健康で、長生きしたいと願っていますが、その願望をそこそこ成就するためには、健康と衛生、食品と医薬品について普段から基礎的な知識を学んでおくことが必要です。

本連載の薬食同源(5)で「バランスのよい食事」について書きましたが、人は食物中のたんぱく質(必須アミノ酸を含有するもの)、脂質および糖質の三大エネルギー栄養素に加え、ビタミン(およびビタミン様作用物質)、必須ミネラルを摂取しなければ生命の維持、健康の保持はできません。

一般に人が有効な食物として摂取した物質でも、人の栄養素になる物質のほかに全く栄養素にならない物質を含んでいます。
これらの非栄養素は、
(1)人に良い影響を与えるもの。
(2)人に明らかな影響を与えないもの。
(3)人が分解と排泄を行う際、重荷となるもの。
(4)人に悪影響を与えるもの(有害物質)に分かれます。(堀尾武一著『生化学概論Ⅰ』丸善出版、Ｐ１４７)

一方、全ての物質は、たとえ栄養素であっても、摂取の仕方によっては有毒となります。ビタミンの単独多量摂取、偏食、過食、飽食等による害です。「発癌性物質の最大の由来は天然の食物であるという科学的な意見がある」ことも前掲書は教えてくれる。

従って過剰にならない毎日の食事に必要な栄養素をバランスよく最適量摂取するためには栄養の知識とダイエットの知識はとても必要なのです。

（28）果実類①　あけび、アセロラ、アボカド、あんず

あけび　アケビ科の蔓性落葉低木。五小葉の葉を持つ。果実は淡紫色で長さ約10㎝、秋熟して縦に割れる。果肉は厚く白色半透明で多数の黒い種子を含み甘く美味。つる状の茎の部は生薬《しょうやく》の木通《もくつう》で、利尿剤、消炎剤、頭痛薬などとする。ビタミンはE、B類、Cも豊富で、ミネラルはナトリウムを含まず、カリウムが多く、その他も少量だが、バランスよく含有する。

アセロラ　キントラノオ科の果樹。アセロラはスペイン語だから南欧にたくさん栽培されているのかもしれない。その実は赤色で直系2㎝前後とか。サプリメントのビタミンC剤に配合されているので毎日お世話になっているが、ほんものを見たことがないのがとても残念。アセロラで傑出しているのはビタミンCの成分。酸味種で1700㎎、甘味種で800㎎（いずれも果実100gあたり）。ウンシュウミカンは32〜35㎎、いちごは62㎎だから、含有量の多さに驚く。

カロテン（ビタミンA）、葉酸も多い。ぜひブルーベリーのように冷凍でも市販してほしい。

アボカド　クスノキ科の高木。熱帯アメリカ原産。果実の形は西洋梨に似るが、色は濃緑で熟すと黒みを増す。脂肪に富み森のバターといわれる。だが脂肪酸含有量は16・8gで無塩バターのほぼ5分の1。くろまぐろ脂味（22・5g）より少なくビタミンAも少量。口あたりは、あっさりしていて、酒、ビールに合う。

あんず　バラ科の落葉高木、中国原産。広く世界で栽培され、日本では東北地方や長野県で多く栽培されている。早春、白色又は淡紅色の花を開く。果実は梅に似て大きく果肉は砂糖漬、ジャムなどとする。種子の核中の肉を杏仁《きょうにん》といい咳止め、去痰薬とする。またきょうにん（あんにん）どうふ（中国の点心）の主原料とし、黄色透明、無臭のきょうにん油として軟膏などの製造、または香油、食用油などに用いる。なかなか用途の広い果実である。

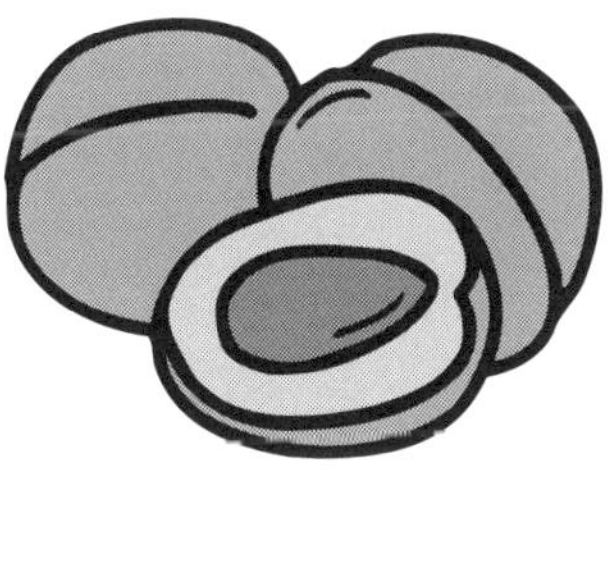

(29) 果実類② いちご、いちじく、うめ

いちご 一般にはバラ科の多年草で南米チリ原産のオランダいちごを指す。ビタミンCの宝庫といわれる。春、白い花をつけ、夏、赤く熟す。近年は温室（床）栽培が多く、季節感が乏しい。ビタミンがバランスよく含まれ、アボカド程多くはないが不飽和脂肪酸も含有、ナトリウム以外のミネラルも多く、世界中で健康に良い果実とされている。

いちじく 西アジア原産、クワ科の落葉小高木。茎、葉を切ると乳状の汁を出す。初夏、果軸の成長した花嚢を葉腋に出し内面に無数の花をつける。雌雄異花が同一花嚢にできるが外部からは見えない。食べる部分は花床といわれる部位である。葉は煎じて便秘薬に、腰湯にして痔や冷え症に。果実も健胃整腸鎮咳に。乳汁は、いぼ・うおのめ・たこ・痔の塗布剤とし、服用すれば回虫駆除の効果がある。

うめ バラ科サクラ属の落葉高木。中国原産。花は一重と八重、色は薄紅から濃い紅と多種。果実は烏梅《うばい》（ふすべうめ）、梅酒、梅干し、梅肉エキス等に利用される。未熟な果実は生食すると有毒だが、烏梅という日本独特の生薬は未熟の実の果皮をいぶし干したもの。色が黒く香気がある。回虫駆除、解熱鎮咳・去痰・鎮嘔剤とし染料にも用いる。梅干しは日本独特の産物で、世界に誇れる食品であり効用の多い民間薬。青梅に含まれているクエン酸をはじめ各種の有機酸

のほか塩蔵することで天然塩の持つ種々のミネラルが加えられ、薬としての品質が高められ保存性も増す。さらに赤じそを追加することで薬効も飛躍的に高められている。梅肉エキスは、これまた、日本で作られた誇るべき強力な民間薬です。多量使用しても害にならず少量でもその効力は強烈。人間に有害な菌には効果が強く、無害な、あるいは腸内善玉菌などには弱いという特異な抗菌性を示します。小二の夏休み、ひどい腸炎を梅肉エキスと「ダラニスケ」※で父に治してもらったこと、快復期のくず湯のおいしかったことは忘れられません。健胃、整腸、O－157対策として、ぜひ常備しておきましょう。

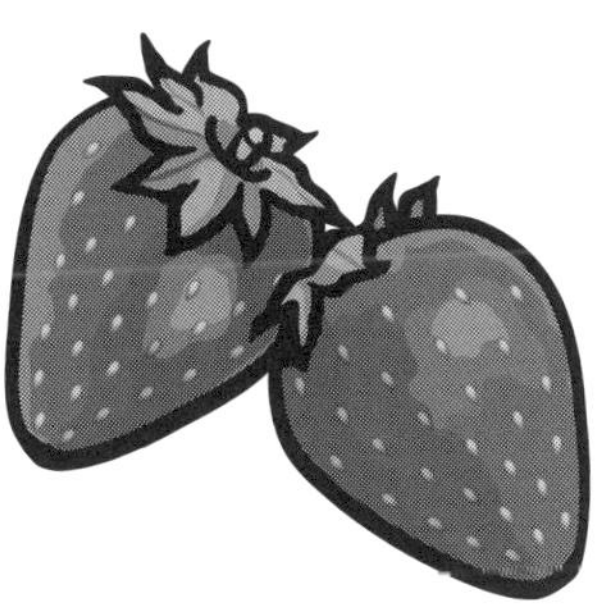

※ 陀羅尼助：自然の生薬

（30）果実類③　オリーブ、柿、キウイフルーツ

オリーブ　モクセイ科の常緑小高木。地中海地方の原産で暖地に生育。初夏、芳香ある淡緑黄白色、総状の花をつける。果実は楕円形の核果。青いうちに採取し塩漬にして食用とし、熟果からはオリーブ油をとる。日本では瀬戸内海の小豆島で栽培されている。枝はヨーロッパでは、平和と充実の象徴。

グリーンオリーブにはカルシウム・銅・ビタミンＡ・Ｅが豊富に含まれているので、種を除いたオリーブを口の中でころがしながら喉の痛みを和らげることができる。オリーブが唾液の分泌を促進し、細菌の働きを弱めるからで、頭痛にも効果的である。

オリーブ油は緑黄色の不乾性油で、食用、薬用のほか石鹸の原料などに用いる。

柿　カキノキ科の落葉高木。東アジア温帯固有の果樹で長江流域に野生、日本に移入されて古くから栽培されている。６月頃に黄色４弁の雌花と雄花をつける。雌雄同株。果実は黄赤食の液果で、甘柿と渋柿があり甘柿は生食用、渋柿はたる柿、つるし柿、干柿とする。干柿は保存性もあり正月の縁起物として珍重されてきた。鏡餅にセットとして使われる串柿はその最たるものので、奈良県、和歌山県で生産されてきた。

含有成分はビタミンＡ・Ｃが豊富でＤ・Ｋ以外のビタミン、多種のミネラル、脂肪酸を含み、

食物繊維も多い。

柿の実の皮は高血圧の予防によい。若い果実からとった柿渋は高血圧の改善に効果がある。生柿、干柿、柿霜（干柿の表面の白い粉）は鎮咳去痰によい。柿の葉茶は含有するビタミンCその他の効果で高血圧、しみ・そばかすの予防によい。

キウイフルーツ　マタタビ科の落葉蔓性木本《ラクヨウツルセイモクホン》。その果実の質感がニュージーランドの森林に住む夜行性の鳥キーウィを連想させるので、こう呼ばれる。中国原産のシナサルナシをニュージーランドで品種改良したもの。最近は日本の家庭でも栽培され味の良いものもできている。友人に頂いたことがある。栽培は雌雄異株なので、要注意。

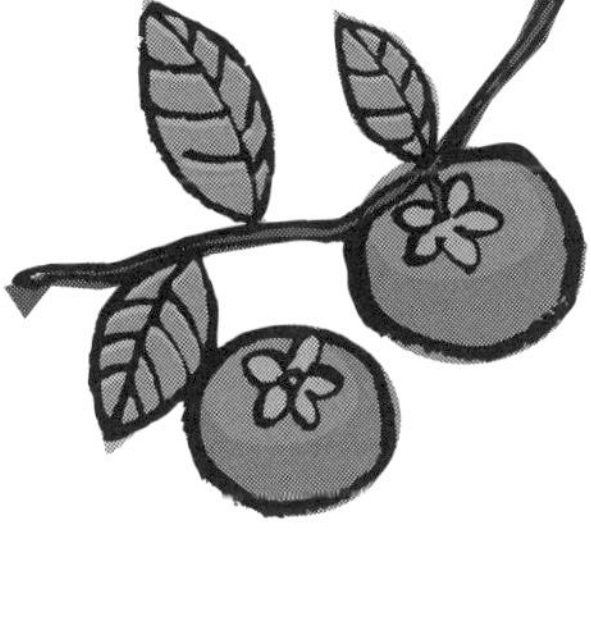

(31)果実類④　さくらんぼ、ざくろ、すもも

さくらんぼ　バラ科サクラ属の落葉高木。花はサクラに似るが白い。西アジア原産で冷地を好む。国産のものと米国産のものとが市場に出ていて、缶詰も重宝される。桜桃ともいわれる。この名は本来、中国原産の別種シナミザクラの漢名。成分表によれば国産ものは米国産ものに比べビタミンAが4倍以上も含有するが、マンガンは米国産0・11㎎、国産は0（ゼロ）と示され、カリウム、マグネシウムも米国産が多い。ミネラル、ビタミンとも豊富で、そのため天然の抗炎症剤として、ツノゴマ、セロリ、ナツシロギク、ショウガなどと同じく世界各国で利用されている。

ざくろ　ミソハギ科の落葉高木。ペルシャ・インド原産で栽培の歴史は大変古い。幹にこぶが多く枝にとげがある。6月頃紅色五弁の花を開く。とても鮮やか。果実は大きな球形。秋に熟すと裂けて多数の種子を露出する。植えている家に遊びに行って半分貰って食べた嬉しさを思い出す。紅色の種皮は生食し、また果実酒を作る。果実は甘酸っぱくタンニンを含み、そのまま食べても下痢に効くが果皮10～15ｇを煎じて飲むと効果的。根皮や乾燥した根皮の煎じたものは、さなだ虫駆除の特効薬として知られる。花10ｇを一日量として煎じて飲むとおりものによい。

すもも　バラ科サクラ属の落葉小高木。中国原産で古く渡来し、果樹実はモモ様で小さく酸味

を帯びる。生または乾果として食べ、ジャムなどに加工する。種子の仁（なかみ）は鎮咳などの薬用にする。近縁種としてセイヨウスモモ（プラム）がある。プルーンはプラムの乾燥用品種で、またその果実を乾燥させた加工食品をもさす。種を抜いた乾燥プルーンは大変食べやすく美味。すももの栄養成分はプルーンで濃縮されていてビタミンは1・5倍から6・0倍と多くミネラルではナトリウム、リン、鉄、アヘンは同等、その他は1・2〜2・0倍を示している。とても手軽な健康補助食品としておすすめします。

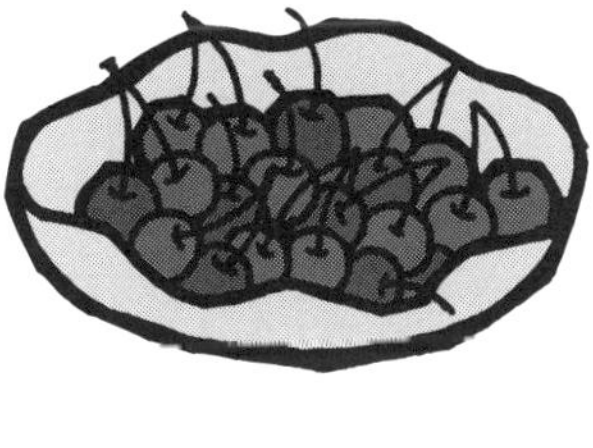

（32）果実類⑤　スイカ、梨

スイカ　ウリ科の一年生果菜。アフリカ中部原産、日本には16～17世紀に伝来したという。蔓性で雌雄同種。球形、俵型などの大形果実をつけ、果肉は淡紅紅黄クリーム色などで水分が多く甘い。夏の大形果物の代表。多くの品種があり、タネナシスイカもある。生食すると利尿の効果があることはすぐに分かるが、季節はずれに役立てるにはスイカ糖（果肉を布袋に入れて絞りトロ火で赤い汁を水飴状に煮詰めたもの）を作り、日に3回、1回に大さじ1～2杯をなめると腎臓の働きをよくし膀胱炎にもよい。またスイカは天然の白虎糖（漢方薬）といわれ、糖尿病の初期によい。利尿作用とともに緩下作用もあるので便秘にもよい。栄養成分は豊富でミネラルをまんべんなく含むがナトリウムが少なく（100gあたり1㎎）カリウムが多い（120㎎）。ビタミン類はB12・D・Kは含まないが、その他のビタミンは豊か。特にビタミンA成分が多く、そのおかげで天然のおいしい薬となるのでしょう。

梨　バラ科の落葉高木、日本の中部以南および中国大陸に自生する原生種から、それぞれ独立に果樹として改良されたもの。葉は卵形、四月頃葉とともにサクラに似て、やや大きな白花をつける。大別して「長十郎」に代表される赤梨と「二十世紀」に代表される青梨とがある。西洋梨はヨーロッパ原産、果実は淡黄色。ひさご形で芳香・甘味に富む。

明治以後日本に伝わり、缶詰・生食用に栽培され、果実は後熟を必要とする。梨の効用は体に潤いを与え、のどの渇きを止め熱を下げることです。のどの痛みや咳には梨のしぼり汁に氷砂糖を加えてとろ火で煮詰めたものを飲むとよい。梨のジュースを温め蜂蜜をとかして飲むのが手っ取り早い。

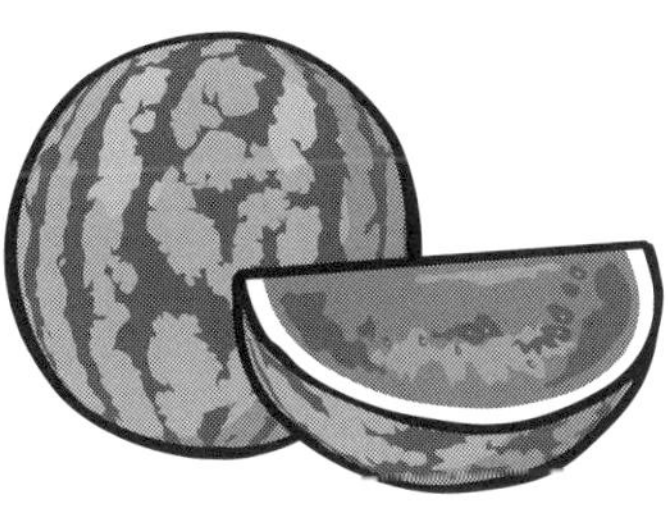

(33) 果実類⑥ ナツメ、なつめやし、パインアップル

ナツメ クロウメモドキ科。落葉小高木。原産は中国。高さ約6m、枝分かれしこんもりした樹形。夏、葉腋に黄白色の花をつけ、花後、核果を結び熟して暗赤色の実となる。食用とし強壮剤とする。漢方ではナツメのことを大棗《たいそう》といって、日頃から体が弱く精神が不安定で、夜になると一層不安が強くなるというタイプの人によく効くといわれる。胆石には、実を蒸して乾燥させたものを煎じて飲むとよい。ゴマ、クコ、クルミなどと同じく精力減退に効く。その理由は、豊富にミネラルとビタミンを含有するからである。特にカリウムが多い。

なつめやし ヤシ科の常緑高木。インド西部、メソポタミア地方の原産。熱帯・亜熱帯の乾燥地で栽培される。高さ20m程。雌雄異株。花後、ナツメに似た液果を結び、生食・ジャム原料・乾果などとして食用にする。樹液で砂糖を製造し、また酒(アラック酒)を醸すという。どちらも味わったことはないが、アラック酒はどこかで一度酔うほどに飲んでみたい。ミネラルではややナツメに劣るかもしれないが、マグネシウム、銅が多い。ビタミンは優勢で、カロテンでは(100g当り㎍)ナツメ7に対し160、レチノール当量ナツメ1に対し27と多く、Eも0・1㎎に対し1・4で、それぞれ拮抗した薬効を持つ果実と言える。

パインアップル パイナップル科の常緑多年草。南アメリカ原産。熱帯・亜熱帯各地で大規模

に栽培され、ハワイ・台湾が有名。果実は集合果をなし、食用とする。わが国では沖縄で盛んに栽培されている。ご馳走を食べ過ぎて胃が苦しい時にはパパイアの代わりにパインアップルを食べてもよい。たんぱく質分解酵素のブロメラインが含まれているからで、のどの炎症には、ハワイでは生ジュースにスペアミントとおろしたてのショウガを加えて飲むそうです。

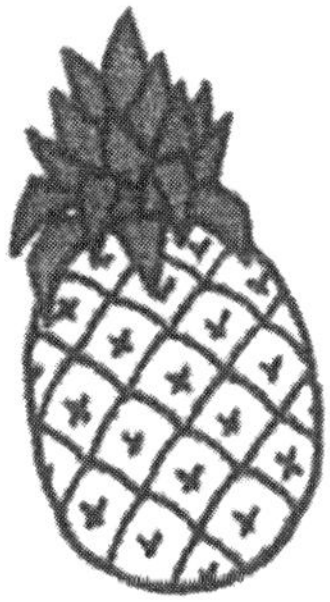

（34）果実類⑦　バナナ、パパイア、ばんじろう（グァバ）

バナナ　バショウ科の多年性草本、熱帯アジア原産、雌雄同株。インド、インドネシアなど熱帯各地に栽培される。果実は熟すと芳香美味。その種類も多く、生食のほか料理に用いる。幼い頃、縁日でのバナナの叩き売りの壮快さは、未だに瞼《まぶた》と耳に残っている。乾バナナも懐かしい。栄養成分は豊富で、ミネラルも多く、ビタミンは、Ｄ、Ｋはゼロだが他は豊かで、食物繊維に富んでいるが柔らかくて消化がよく潤腸作用もあるので、胃腸を痛めた時、便秘の時は重宝される。バナナの皮のしぼり汁は中国伝統の二日酔いの治療薬とのこと。粘液はいぼも治してくれる。皮の内側の湿布はねんざの痛みを緩和し、あざも取ってくれる。どうぞ試してみてください。

パパイア　パパイア科の高木。熱帯アメリカ原産。雌雄異株。熱帯地方で広く栽培され、葉はヤツデに似る。果実は楕円形で長さ約20㎝。果実にはたんぱく質分解酵素パパインが含まれており、たんぱく質の食べ過ぎ、消化不良に良く効く。蜜蜂に刺された痛みやスズメ蜂の毒液を緩和し、ほかの多くの虫さされのかゆみも軽減する。パパインが毒液のたんぱく質を分解し、無害にしてしまうため。この酵素で重度の腰痛の原因となる椎間板ヘルニアを治療する研究が進行中だそうだ。パパイアはビタミンＡ・Ｃの宝庫で、その生ジュースはうまいだけでなく、痛む乳首に塗ると良く、授乳前でも安心。顔にパックするとニキビによく、手足を数分、汁の中に浸すと荒れが治り正に天の配剤。

ばんじろう（グァバ）　フトモモ科の常緑小高木。熱帯アメリカ原産。8～9月に熟し、短黄色。生食するとじゃ香のような芳香と程よい酸味があり広く好まれる。ジュース、ジャム、タルト等料理にも用いられる。食べると血糖値を下げるといわれている。

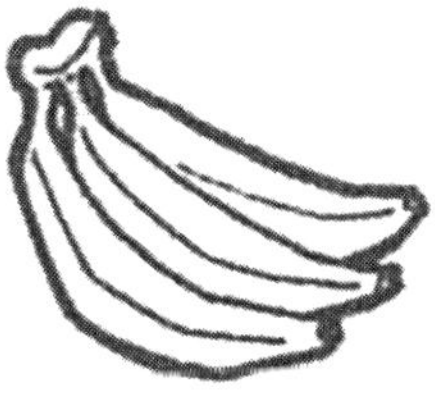

(35) 風邪によい食べもの

新年特別号[※]として風邪によい食べものを紹介します。

「風邪は万病のもと」といわれるが、これは「万病が風邪によく似た症状で始まる」ということ。いつ、この診断を医者に頼るかが重要です。肉体の疲労やストレスによって体のバランスを崩した時にウイルスに侵されて起こるのが「風邪症候群」。その原因は免疫力の低下で免疫力の半分以上を司るのが腸管免疫だといわれている。だから清腸は風邪対策に特に重要です。

風邪にかかってしまったら、胃腸の負担にならない栄養のある食べものを選び、たっぷりのビタミン、ミネラルを含む野菜・果物をとり湯茶も補給し、体を温かくして、ゆっくりと休むのが最良の治療法です。とにかく風邪には体を温め、発汗を促す食べものが有効です。主なものをあげます。お試し下さい。

(1) **クズ湯**　「葛根湯」の主な材料。料理にもよく使われる。クズは肝機能亢進と解熱の効果がある。ほん葛粉を水で溶いて火にかけ、とろみがつき透明になったらショウガのおろし汁と蜂蜜を加え熱いうちに。

(2) **ショウガ湯**　ショウガの辛味成分[※1]には発汗を促す作用、香り成分[※2]には体を温める作用がある。食欲を増進させ、胃腸の働きを活発にするから、胃腸に症状が現われる風邪におすすめ。

※ 2004年1月（第153号）

※1 ジンロゲンやショウガオール　※2 シネオール、ジンギオール

親指大のショウガをすりおろし、熱湯を注ぐ。蜂蜜を加えると効力を増し飲みやすくなる。

(3) **ネギ味噌**　ネギは白い部分を「葱白《そうはく》」といい発汗作用がある。生の白ネギを細かく刻んだものと適量の味噌、かつお節を碗に入れ熱湯を注いで飲む。ネギは消化を助け、内臓の働きを活発にする。ネギの代わりにニンニクのこま切れを使うのもよい。

(4) **たまご酒**　昔からの成人の素朴な退治法。料理酒でなく、よい酒を使う。有精卵なら申し分なし。トロリと作るコツあり。

(5) **ニンニク**　ピロリ菌にも（サーズ菌にも？）勝つ殺菌力があり、細かく刻んでコップ一杯の水で飲むのが一番基本。

(6) **梅肉エキス**　口腔を含め消化管内、特に腸内の清掃、整腸に朝晩の少量服用が有効。

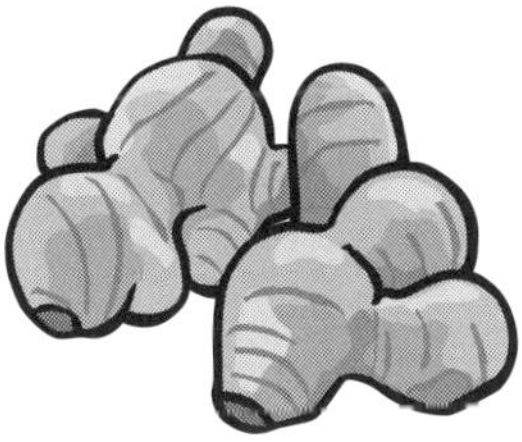

（36）果実類⑧　ピタヤ、ビワ

ピタヤ　サボテン科。サボテン類の果実はピタヤと総称される。原産地は中米でアジアに渡来されたとされる。白肉種と赤肉種がある。６～10月が収穫期で、果実の重さは３００～１０００ｇ。花芽から開花まで20～25日、成熟までに30～50日かかる。糖度は16度程度とかなり甘い。ベトナム産のものは紅竜果とか火竜果と呼ばれ、台湾では白仙蜜果と呼ばれる。ドラゴンフルーツとも呼ばれる。西表島《いりおもてじま》では亜熱帯性の気候を生かして上質なピタヤが栽培されている。その栄養成分はビタミン、ミネラルとも豊富でスイカやバナナに劣らない。ただ、ビタミンAはスイカ９７０、バナナ65μgに対し０。しかし葉酸はそれぞれ３と26に対し44μgと断然多い。カリウムもスイカ１２０、バナナ３６０に対し３５０μgと含有が多く食塩摂取が多くなりがちな日常に有用なミネラル調整食品となる。

ビワ　バラ科の果樹として貴重。葉は長楕円形、厚くて堅く、下面に毛を密生する。11月頃、黄白色の佳い香の小花を開き、翌年初夏に実がなる。なかなか成熟しないし、実を沢山つける成木は背が高いので、食べる頃合いを計っているうちに、鳥たちに食べられてしまう（ご用心下さい）。

ビワの栄養成分はビタミンについてはAが９５０と極めて豊富、Bはピタヤの半分程度、葉酸が５分の１、パントテン酸、Cはほぼ半分。ミネラルについては、ピタヤがカリウム３５０に対し１６０、マグネシウムが41に対し14だが、その他はまずまずで、それでも栄養素に富んでいる。インド仏教の教典では、ビワの木を〝薬王樹〟、葉を〝無憂扇〟と呼び「万病に効を奏す」と記されている。近年明らかになったビタミンＢ17といわれる有効成分のせいではないかと考えられる。最近、日本でも〝ビワ葉茶〟として多くの愛飲者がいる。夏負けによいばかりでなく、健胃整腸、解毒作用に効果がある。ビワ葉の焼酎漬けは飲用し疲労回復、食欲増進によく、外用（湿布）して打ち身、ねんざの痛みに効果があり、ビワ葉温灸療法（患部にビワ葉を置きその上から和紙に詰めた太いもぐさ灸に火をつけ温熱する）も大変効果がある。

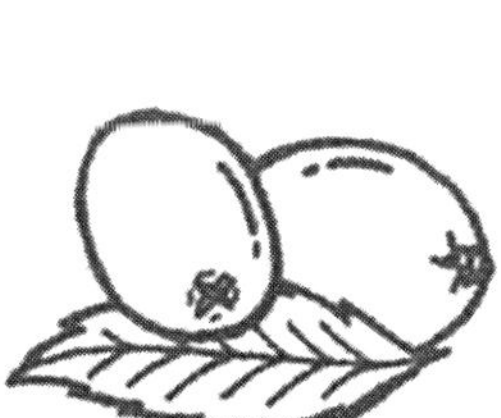

㊲果実類⑨　ブドウ、ブルーベリー

ブドウ　ペルシャ・コーカサス地方の原産とされ、古くからペルシャ・インドで栽培されたヨーロッパ系と北米原産の系統がある。茎は枝の変形した巻ひげで他物にからんでよじ昇る。葉は心臓形、初夏、花穂に淡緑色五弁の小花を開き、花後円い液果が房状になり、秋、熟して暗紫色または淡緑色となる。

生食あるいは乾ブドウとし、またジュース、ワインにする。日本での栽培の歴史も古く品種も多い。

ブドウには少量だが脂肪酸を含み、カリウムをはじめミネラルも豊富で、ビタミンもD・K・B12は含まれないがその他のビタミンを含み栄養豊富な果物の一つである。

高脂肪の食事を好むにもかかわらず、フランス人は、動脈硬化や心臓病での死亡率が低いといわれているが、身体を酸化させ、生活習慣病や脳・血管障害の一因となる活性酸素を抑制する力が強いポリフェノールが特に赤ワインに豊富に含まれているせいだと分かりました。それから、ブドウ種子エキスの研究も進められ、主な成分としてプロアントシアニジンを含んでいることが分かりました。これは種々なフラボノイドの混合物で強力な抗酸化作用と抗菌作用を持っているため生活習慣病予防や老化防止に役立ち、血管防御作用、抗炎症作用も期待されています。

ブルーベリー　北米原産のツツジ科コケモモ属の低木、特に果樹として栽培する数種の果実をいう。一般に白粉を帯び熟すと紺色から黒色になる小さい果実を房状につける。酸味が強く、生食のほか、ジャム、ジュースなどにする。スウェーデンでは下痢止めに用いる。下痢を起こす細菌を殺す作用を持つアントシアニンの宝庫だからです。同じ理由で、一日コップ一杯のブルーベリーのジュースは尿路感染症を撃退するおいしい飲みものとなる。

パソコンや読書で眼を酷使する人には野生種であり、アントシアニンの含有率が高いビルベリーがよい。欧米ではこのエキスが医薬品として処方される。天然色素でもあるアントシアニンは視覚の調整に欠かせない成分で、網膜において光を伝えるロドプシンという色素体の合成を促す働きがあり、夜盲症にもよい。

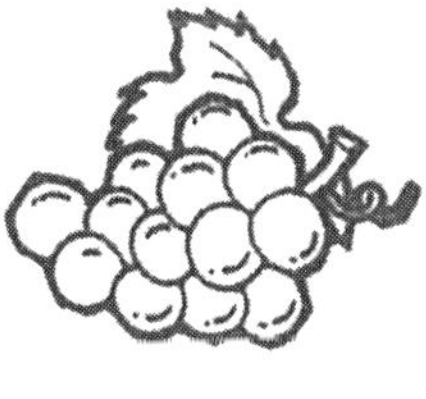

（38）夏バテを防ぐ生活と食べもの

⑴ 夏バテを防ぐには、しっかり睡眠をとる工夫をする。

エアコン、扇風機、空気清浄機を上手に使い寝室の温度・湿度・空気をコントロールする。香草や植木で空気浄化を図り緑色のカーテンに変えるとか自分に合った試みをやってみる。もっと大切なのは静座、腹式呼吸、初歩のヨーガや好きな運動をして身心の疲労とストレスをほぐしておくことが肝要。

⑵ 何を食べて夏バテを防ぐか。

自律神経が乱れやすく食欲不振となりがちの夏は少量でもバランスのよい食事を旬《しゅん》の食材でとることが必要。バランスのよい食事とは、どういう食事か。（連載5「バランスのよい食事とは？」参照）。

食材や分量のバランスのほかに夏季の食事には体の要求する甘《あまい》・酸《すい》・鹹《しおからい》・苦《にがい》・辛《からい》の五味の変化を楽しんで食欲不振をなくす工夫がいります。米酢、リンゴ酢、もろみ酢など酢に含まれるクエン酸はエネルギー代謝をスムーズにしてくれるので疲労回復に役立つ。ときには純米酒、焼酎、果実酒などもほどほどに。

(3) 夏バテ防止によい食べもの

①旬の野菜は、ビタミン、ミネラル、抗酸化成分の宝庫です。七色の野菜を色とりどりに選びましょう。野菜に含まれる種々の色素成分が人の夏バテ防止にとても有効なのです。

②スタミナアップに役立つ食品の双璧としてニンニクとローヤルゼリーを推奨します。ニンニクはa．ビタミンB1の吸収を良くする、b．脂肪分解促進に役立つだけでなく心臓機能促進などの作用を起こさせるノルアドレナリンの分泌促進、c．免疫力増強効果、種々の薬理効果と抗癌作用も認められている。ローヤルゼリーは良質のたんぱく質や必須アミノ酸をはじめ20種類以上のアミノ酸、各種ビタミン、ミネラルなど40種以上の栄養素がバランスよく含まれた天然の完全栄養食品だからです。

③欠乏症を防ぎ生理作用を円滑にするビタミンとミネラル。
うなぎに代表される川魚、いわし・さばに代表される背の青い海魚、それに鶏・豚のレバー、ハツなど豊富なたんぱく質がスタミナ源としておいしい。

暑中は消耗も激しいのでビタミン、ミネラルの摂取は一層重要。運動を定期的にやる人はアセロラ配合のビタミンCサプリメントが必要。おくら、納豆、めかぶなどは血液をサラサラにし関節にもよいのでおすすめ。

④暑さ負けや食あたりで下痢気味のときは、梅肉エキス小さじ3分の1ぐらいを食後又は食間

に服用すれば、一～二日で全快する。常用すれば健胃整腸に万全。

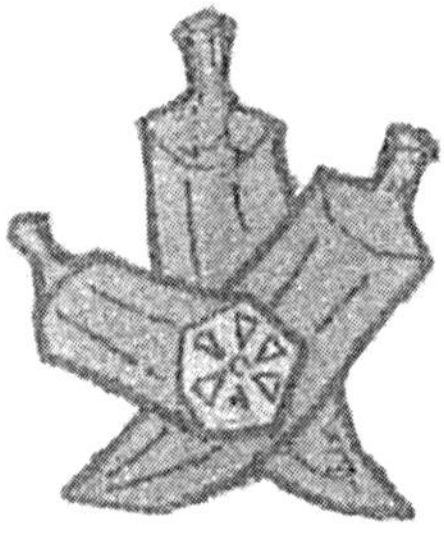

（39）果実類⑩　まくわうり、メロン、マルメロ、マンゴー

まくわうり　メロンの一種。古く渡来し、美濃国真桑村に産したのが有名であったことから真桑瓜。果実は緑、黄（キンマクワ）または白色（ギンマクワ）で食用。未熟な果実を乾して催吐剤・下剤とする。キンマクワは熟した梨の味がするので梨瓜ともいわれ西瓜とともに子供に愛された果実でした。先日、足柄サービスエリアで見かけ、合宿の手みやげとしたが、テニスに熱中している間に仲間に食べられてしまった。黄肉種だけにビタミンAが含まれている。ミネラルはカリウムが多く他も程よく含有する。ビタミンについては、Aはきゅうりの約半分、Dは0、Eは0・1、Kは0に対し、きゅうりはDが0、Eが0・3㎎、Kが34μgと段違いに多い。ビタミンB類、Cはまくわの方が優れているが、きゅうりは作りやすく安価で栄養面でも兄貴分なのが市場にもてる理由であろう。

メロン　ウリ科の一年生果菜。蔓性で雌雄同種。品種が多く、前出のまくわうりもその一種。通常はマスクメロンの略。明治以降欧米から導入され、その後各地で独自の品種が多数育成された。果実は球形で普通、皮に細かい網目ができるのでネットメロンともいう。そのネットのでき具合と味の加減で優劣がきまる。果実は柔軟・ち密で、甘味芳香が強い。戦前は鶏卵や三盆白が病気見舞の適品とされたが、戦後は両品とも値打ちを下げ、メロンなどの高級くだものや

活け花などに席を譲った。さすがに、メロンはまくわうりよりビタミン、ミネラルとも豊富。

マルメロ（西洋カリン）　バラ科の落葉高木。中央アジア原産。樹高約5m。葉は楕円形、春、白または淡紅色のボケに似た五弁の花をつける。果実は黄色で球形または洋梨形、外面に綿毛を被り、甘酸っぱくて香気があり、普通、砂糖漬として食用とする。マルメロの生、またはワイン煮は神経痛、リウマチの痛みと炎症を軽減してくれる。豊富なビタミンA、C、Eの効果であろう。

マンゴー　ウルシ科の常緑高木。東南アジア原産。高さ約10m、枝の頂に楕円形、黄色の果実を結ぶ。美味だが独特の異臭がある。代表的な熱帯果実で広く栽培される。ビタミンの宝庫。インドネシアの女性はこの果実でフェイスパックをつくる。

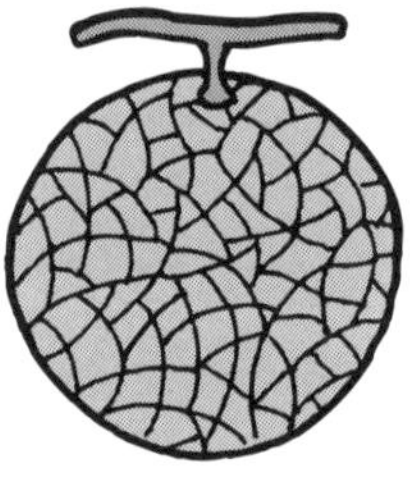

（40）果実類⑪　もも、やまもも、ライチー

もも　バラ科、中国原産。春、桜におくれて五弁の花を開く。果実は大型球形で美味。古くから日本でも栽培されてきた。（旧暦）3月3日は桃の節句、女の子の成長をみんなで祈る日。

白桃・水蜜糖のほか古くから東北・北陸などで栽培された皮に毛のない、つばいもも（あぶらもも）や、果肉が黄色の黄桃などがある。果汁（ネクター）、缶詰としても利用される。

ビタミンはB12、D、K以外を含有、ミネラルも成分表9種類全部を含みカリウムが目立つ。

葉と花びらは青汁材料として健胃、緩下に作用し、胃炎に効力がある。春、開花時に試してみて下さい。面白いでしょう。葉のお茶は緩下作用があり、つわりの症状を和らげるといいます。

漢方では白桃花（乾燥花）は利尿、きつい下剤として効力が強く、種のなかみの桃仁は痰を鎮める。


やまもも　ヤマモモ科の常緑高木。雌雄異株。春、黄紅色の花を密生し、のち紫紅色の集合果を結ぶ。日本の暖地に自生。

やまももを夢中で食べ唇を紫色にした少年の日がなつかしい。山ももを取りに山に行き、木から落ちて喉に切株が刺さり穴を開けたといわれた今は亡き小学同級生を思い出す。

栄養成分は桃に似るが、山育ちのせいか鉄とマンガンが4倍と5・5倍。ビタミンはEが半分

以下、ナイアシンとCが半分だがB1、B2、B3ともに2倍以上含む野生の強味だろうか。

ライチー（茘枝《れいし》）　ムクロジ科の常緑高木。中国南部原産。枝先に花弁のない小さい花、果実は卵形でリュウガンに似るが、やや大きい。外面に亀甲紋があり赤く熟す。果肉は多汁で香気があり美味。中国では紀元前から栽培され、中国の代表的な果物の一つ。唐の玄宗皇帝の后《きさき》楊貴妃はライチーが大好物だったので皇帝の命令ではるばる都、長安まで馬で運ばせた話は有名。皇帝も大好きだったのでは？

ライチーの食効は美肌（B2　0・06㎎）、二日酔い防止、疲労回復（C360㎎・葉酸100㎎）など。

ライチーの種、ライチー核は糖尿病の治療薬として中国で研究が進んでいるということです。おおいに期待しましょう。

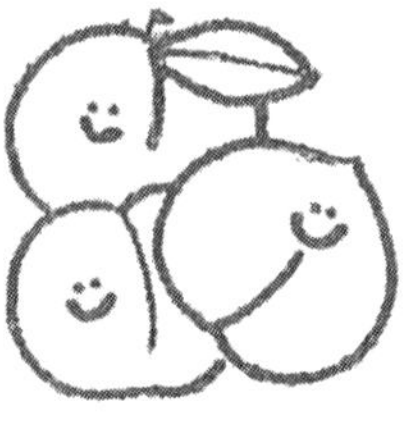

（41）冬の食べ物

年の初めに、食習慣を考え直す意味で、寒さを乗り切る食べ物を探ってみましょう。風邪や咳によい食べ物はたくさんあるが、主なものは連載（35）に紹介しています。ご参照ください。

冬の健康食品の鍵をさがします

（1）旬の食べ物をバランスよく食べることがまず第一。

人類はもともと草食の時代が長かったから、腸が長くできていて、穀物・芋類・豆類などの保存可能な主食と旬の野菜や果物を採集・栽培して健康を維持してきました。これらの食品により必須アミノ酸、ビタミン、ミネラルを取り、油脂・甘味・薬品の塩を遠ざけ、健康生活を心がけましょう。キノコ類、海藻類、魚介類も必須です。

（2）精白・精製した食べ物は口においしいけれど栄養素が少なくなり、大切な成分を欠くことになる。米・小麦粉については、精白米と玄米又は発芽米、小麦粉と全粒粉との差は栄養的にとても大きい。黒糖と上白糖やグラニュー糖との差は、全く別の食品と考えて良いほど栄養素の差は大きい。食塩についても精製品は塩化ナトリウムという化学製品で、ミネラル豊富な天然塩とは全く別物。自分に合った天然塩を探そう。

（3）ミネラル（無機質）の豊富な食べ物を取りましょう。日本人のカルシウム摂取量は、ここ

30年成人の栄養必要量とされる６００㎎（これでも少ない）を越えたことはない。問題はカルシウムだけでなくミネラル全般の不足にある。専売公社以来のＪＴ塩の罪は大きい。ミネラルは骨や歯、血液などの組織を作る、体の調節作用をする、補酵素として酵素反応に関わったりホルモンの原料となるなど生命活動に重要な働きを担っているにもかかわらず、その不足は本能で感じることは出来ない。誰も紅茶キノコやコエンザイムＱ10のように騒がない。

(42)よい塩いい塩梅

連載(41)〝冬の食べもの〟の記事中「自分に合った天然塩を探そう」と簡単に言っているのが気になっていた。毎日食べる塩の重要性を知って頂くため色々な塩を紹介し自分に合った塩を選んでもらうことにしました。

「生物は海を持つことができて、初めて陸に上がることができた」といわれるように、人類の体細胞や体液は基本的に海水と同様な塩類組成を持っている。胎児は10か月をお母さんのお腹で過ごす。この羊水の成分も亦海水成分とよく似ている。

昔ながらの塩には塩化ナトリウムのほかにカリウムやカルシウム、マグネシウムその他の海水中の微量ミネラルが一~二割も含まれていた。ところが昭和47(1972)年、海水からの直接製塩が禁止され専売局製造の塩化ナトリウムほぼ100%の塩しか買えなくなった。この化学塩は味が只塩辛いだけという味覚上の問題ばかりでなく、必須ミネラル分が取り除かれた欠陥化学塩を毎日使用しなければならなくなったことを意味する。よく塩分の取り過ぎが高血圧の原因だといわれるが、化学塩の害は高血圧の増加のみにとどまらず脳・心臓血管障害、胃癌の増加の原因の一つとなってきたと考えられる。幸いにも平成9(1997)年、塩専売法が廃止され、塩づくりは自由化された。この時点から製塩の原料、製造法、成分、価格の競争が開始された。どんな塩を毎日、どれだけ取るか、健康と命をかけた選択となるのです。さて貴方はどの塩を選ばれますか。

(43)よい油でヘルシーライフ

昨年※11月、『日本人に今、足りない栄養素』が発表されました。飽食の日本人に不足する栄養素があるの？と不思議に思われる方もいると思います。

今回の見直しでは、増やすべき栄養素として、「食物繊維」「n－3系脂肪酸」（従来オメガ3系といわれていた）「カルシウム」「カリウム」があげられ、新たな目標値が設定されました。

この中でn－3系脂肪酸とはどういう油でしょうか？

油脂は大きく分けて3種類の系統があります。

第1：動物性脂肪（牛脂、ラード、バター）、パーム油、オリーブ油、なたね油＝一価不飽和脂肪酸系列。

第2：種子や穀物など植物油、マーガリン、マヨネーズ＝リノール酸（n－6）系列。

第3：野菜・魚介類・海藻の油脂分、しそ油、エゴマ油＝αリノレン酸（n－3）系列。

第1の油はコレステロールが多くて体によくないので、控えておられる方が多く、第2の油は体によいと思って多く取っている方が多いのではないかと思います。第3の油は、いま一つピンとこなくて、意識して取っている方は少ないと思われます。また第2の油が植物性の必須脂肪酸ということで体によいといわれ、ファストフードなど欧米食の普及もあって、体に多量

※ 2004年

に取り込まれるようになり、油のバランスが大きく変わってしまいました。油は体の中で、いろいろな物質に変化して使われます。特に第2の油を取り過ぎると体の中で虚血、炎症などに働く物質が多く生成され、血栓、癌、動脈硬化などの生活習慣病やアレルギー疾患の原因の一つとなります。一方、第3の油（n‐3系列）は体の中で第2の油の害を防ぐように働く物質の生成を高めます。現状、第2の油と第3の油の摂取比率は約6対1といわれています。

生活習慣病を予防するためにはこれを2対1に近づける必要があるのです。食品の全エネルギー摂取に占める脂質のエネルギーの割合が限度30％近くになっている現状ではn‐3の摂取を増やしn‐6（第2の油）の摂取を減らす方向しか生活習慣病を防ぐ方法がないのです。

さて、あなたは、どの油をどれだけ食べますか。

（44）甘味料をヘルシーに

〔従来の甘味料〕　砂糖類、でんぷん糖類、蜂蜜、メープルシロップなど。

わが家では、いっとき蜂蜜だけの時期があった。ところが蜂蜜は使いにくい点があるので数年でやめた。家内の晩年に何を使っていたか、思い出せない。私は味付けに砂糖類を使わないで、みりんと酒、ときには黒糖を利用している。

砂糖類の健康に良くない理由第一、味付けの難しい黒砂糖と四国名産の和三盆糖以外の砂糖類にはビタミンの含有は皆無でミネラルも稀。しょ糖96%以上の文字通り糖質そのもの。第二、砂糖類は腸内の悪玉菌を増長させ、１００種類、１０００兆箇といわれる腸内細菌の環境を悪くし、便秘などを助長する。第三、腸内の菌そうを悪くすることにより、大切な腸管免疫の機能を乱し、アレルギーなどの原因となること。私は結構左キキの甘党だが、ヨーグルトなどには黒糖みつ、蜂蜜、メープルシロップ、蜂蜜花粉、ブルーベリージュースなどを用いている。

〔最近の新甘味料オリゴ糖〕

厳密にいうとオリゴ糖とは単糖類（ブドウ糖、果糖など）が2個から20個結合したものをさし、その中には砂糖の主成分であるしょ糖も含まれる。ただ商品として出回っているオリゴ糖の主成分はフラクトオリゴ糖、ガラクトオリゴ糖、イソマルトオリゴ糖、大豆オリゴ糖など人の消化酵素で消化されずに大腸へ届き、腸内有用菌の養分になるものです。これらのオリゴ糖を摂取すると、腸内の有用菌の増殖が進んで、おなかの調子を整えるのに役立ち、ビタミン合成を促進したり免疫を強化するなどの効果を発揮する。

〔シュガーレス甘味料〕　マルチトール、キシリトールなど。

これらは糖アルコールという物質で消化吸収されにくいため砂糖などよりエネルギーが低く肥満防止に効果的。また血糖値を上昇させないので、糖尿病の人でも利用できる利点がある。さらに虫歯菌が利用できない糖であることから虫歯防止にも有効。特にキシリトールは虫歯菌の活性を弱める働きがある甘味料として高い注目を集めている。

（45）よい酢の選び方　合成増量酢はダメよ

酢は、洋の東西を問わず、大変古くから使われ、紀元前の記録にもその存在が記されています。日本で酢の製造が始まったのは3世紀ごろで、酒と同じく中国から製法が伝わりました。酢には色々な種類がありますが、原料や製法から醸造酢と合成酢に大別されます。醸造酢は穀物や果実を酢酸発酵させて作る酢で、米を原料とした日本古来の米酢、酒粕が原料の粕酢《かすず》、ブドウが原料のワインビネガー、リンゴ、その他の果実から作る果実酢などがあります。

一方、合成酢は、石油を熱分解したエチレンからアセトアルデヒドという物質を作る。これを酸化するとできる氷酢酸、それをうすめて作られたのが合成酢で、全くの石油製品。これが戦前から、ずっと食酢として、まかり通っていたのです。今でも、合成混合酢として流通しています。また醸造酢と表示があっても醸造していない混合酢があり、よくよく、原材料と製法に注意して選ぶ必要があります。ツンと舌を刺す味や刺激臭があり、コクやまろやかさ、香りに欠けるものは要注意です。

いろいろな酢のなかでも、米酢は有機酸やアミノ酸が豊富で、ミネラル成分、ビタミンＢ類等を含み栄養的価値が抜きんでています。

酢１００ｇ当りの原料中、米の使用量が40ｇを超えるものを米酢（ＪＡＳ規格）、原料の全てを米とするものが純米酢です。純米酢はほかの酢に比べてアミノ酸やミネラル等を豊富に含む健康によい酢だといえます。

最近話題の黒酢は、もとは鹿児島の名産品。玄米と麹だけを原料に使い発酵の全工程を壺の中で行ったのち1～2年熟成した米酢の一種です。東支部の方に5年程前、一瓶（720㎖）を買ってきてもらいました。1500円位だったと思いますが、さすがに味、香味、申し分なし、未だに亡くなったその方の人柄と共に、忘れられない味わいでした。

私はよく利用するスーパーから、鹿児島県産の黒酢と純玄米黒酢（玄米）を味付け用に使用していますが、ぜひ、アミノ酸分析機による数値を知らせてほしいなと思っています。そのほか、琉球のもろみ酢、中国江蘇省の香酢の本ものを試してみたいと思っています。

終わりに酢に含まれる豊富な有機酸やアミノ酸の生活習慣病に対する効用を書く予定でしたが、紙幅がなくなりました。リウマチその他の膠原《こうげん》病などに対する効用にも注目されています。

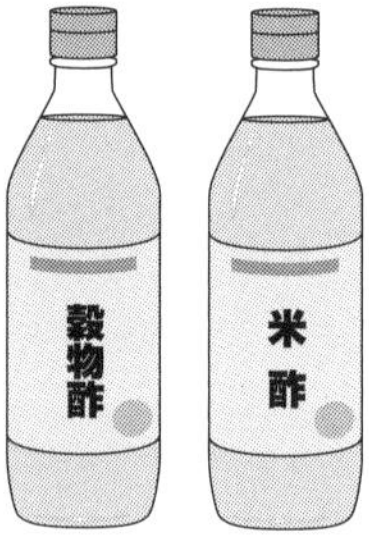

（46）日本酒　ほんまの酒、純米酒

酒ができるとは……果実、米、麦芽などの糖類に酵母がついてアルコール発酵が進み、液体がしたたり出るようになった状態。

もともと日本酒は米・米麹・水だけを原料として伝統的製法で造られていた。現在、この伝統の酒は純米酒といわれている。ところが戦時中、不足する原料米の節約のため、途中の工程で醸造用アルコールを加えたり（アルコール添加）、醸造用糖類（ブドウ糖・水あめなど）、合成添加物（粘ちょう剤、アミノ酸、調味料など＝味付け用）と多量の水が加えられて味付け増量（醸酒が造られはじめ合成酒といわれた。そしてコスト低減も図れる新製法は有名無名を問わず全てのメーカーに普及し、合成酒全盛の時代が続いた。

さすがに戦後50年ともなって、伝統的製法の軽視、コスト削減の行き過ぎ＝品質低下が反省されるようになった。

酒の等級と差別　アルコール度の違いと国に払う酒税率の違い以外に大した根拠のなかった特級、一級、二級、無鑑査という等級制は廃止され、純米酒、清酒の二大別のほか、吟醸、本醸造、特撰、上撰、上等などとメーカーそれぞれに工夫した差別化の表示をしている。そして酒税はアルコール度の高低によって課税されている。

吟醸とは　精白度40％（精米歩合60％以上）の「磨いた米」を使う。更に麹が違う。もろみ造りを行うと不思議な発酵現象が起こり「吟醸香」といわれる芳香がたちこめる。清酒の銘品。優れた杜氏の芸なしでは造れない。

本醸造　糖類の添加ゼロ、醸造用アルコール添加25％（原料白米の重量比）以下。一般清酒のアルコール添加量の半分以下に抑えているところがミソ。「本仕込」「本造り」と名付けているメーカーもいる。

その他の呼び名　特撰、上撰、上等と酒名に冠を付けているメーカーもある。

醸造用アルコール　本来の清酒はアルコール度は20度以上ある。アルコールを添加する必要はもうとうない。全て増量用に添加されるもので、廃糖蜜、でんぷん原料等を発酵させ蒸留機で製造したエチルアルコールがその正体である。

　よくよく酒のラベルの原料の欄を調べて多様に宣伝されている酒を舌でも吟味してほしい。一番いとしい酒が、自分にとっていい酒である。でも飲み過ぎは禁物ですよ。

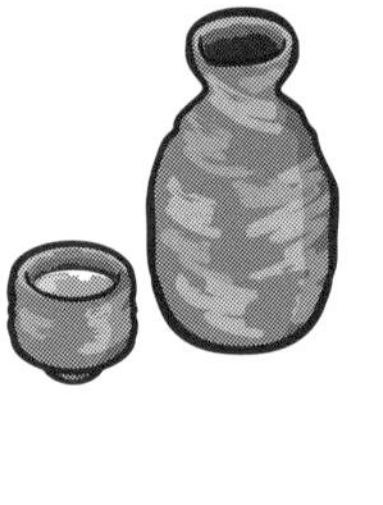

(47)焼酎《しょうちゅう》　ほんものは本格焼酎

焼酎は発酵させたアルコール含有物を蒸留した酒類である。原料は、米だけではない。日本酒の製造工程の醪《もろみ》段階で蒸し米を加えて発酵させたものを蒸留すれば、米だけを原料とする「米焼酎」、米の代わりに蒸したさつまいもをモロミに投入すれば「芋焼酎」、そば、ひえ、きびを加えると「雑穀焼酎」、黒糖液を加えれば「黒糖焼酎（奄美特産）」ができあがる。これら乙類といわれる焼酎は、業界が伝統的な各地の焼酎の誇りを守るため懸命に運動した結果、「本格焼酎」と呼ぶことができるようになった。また琉球泡盛や各地の本格焼酎には10年以上貯蔵した古酒がある。とても丸やかで芳醇である。おすすめしたい。

酒税法上、焼酎は甲類と乙類に分類される。砂糖きびの滓《かす》の黒いドロドロした廃糖蜜から連続式蒸留機により大量生産された１００％のエチルアルコール、無色透明・無味無臭。水で薄めて36度未満が甲類焼酎。通称ホワイトリカー。大メーカー生産の廃物利用の水割りエチルアルコールが焼酎と名乗ってよいとは一寸不思議な話。それも世界に誇りうる本物の焼酎を差し置いて「甲類」と名乗る。そして古くからの本物が「乙類」、まがいものが甲で本物が乙。完全に「消費者を惑わす不当表示である」として１９８１年4月大蔵省に申し入れた人達がいた。遅まきながら応援してあげたい。

健康成分　焼酎は蒸留過程を経てアルコール分を抽出したものだけに、日本酒と違って一般的な栄養素にあたる成分は何も含まない。しかし最近の研究により、本格焼酎には血液中の血栓を溶かす線溶酵素プラスミンを増加させる作用があることが分かってきました。焼酎のこうした作用は他のアルコール飲料に比べて抜きんでている。従って本格焼酎を適量飲むことは血流をよくし血栓症を防ぎ、心筋梗塞や脳梗塞の予防になるというわけです。残念乍ら甲類焼酎にはこの作用は認められていない。

酒（最愛の日本酒）断ち祈願中に飛騨の米焼酎を土産として買ってきてくれた亡き友を偲びつつ。

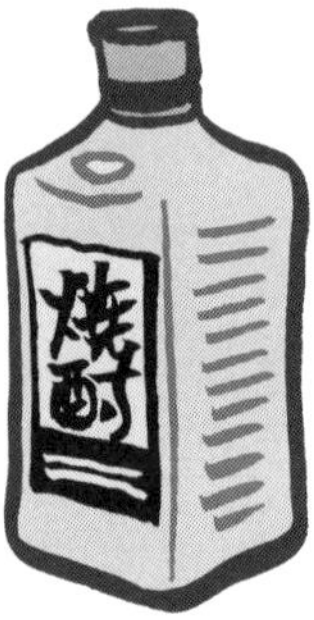

(48)ビール　ラベルをよく見てほんものを飲もう

ビールとは、酒税法で(イ)麦芽、ホップ及び水を原料として発酵させたもの(ほんもののビール)。(ロ)麦芽、ホップ、水及び麦その他の政令で定める物品を原料として発酵させたもの。ただし、その原料中、当該政令で定める物品の合計が麦芽の重量の10分の5をこえないものに限る、と規定されている。(ロ)の米、麦その他の政令で定めた物品を原料として発酵させた液体は本来のビールではない。麦芽の重量の5割もの古米のクズ、コーン、でんぷん等を混入し、アルコール分を増量したビールは、「ビール純粋法」を尊重するドイツでは許されない変造ビールであろう。日本では酒税法で、まがいものビールが公認されている。

日本酒の場合、麹菌が米を糖分に変える。ビールの場合は、芽を出した麦芽に含まれる酵素(ジアスターゼ)によって、大麦を糖分に変える。この糖分に変えられた「麦汁」にホップが加えられて、芳香と苦みを与えられ、いよいよビール酵母菌によるアルコール発酵に入る。約1週間程の発酵のあと1・5~2か月間貯蔵される。発生する炭酸ガスを溶け込ませるためである。ろ過しただけのものが「生ビール」になり、瓶に詰め滅菌して保存がきくようにしたものが「ラガービール」なのである。「黒ビール」は原料の麦芽を焦がして、独特の香気を持たせたもの。「スタウトビール」は麦汁濃度も高く英国風の濃厚な味。アルコール分も「ラガービール」の2

倍もある。このビールを蒸留した「蒸留酒」がウイスキー原酒である。

ビールの正体……ビール瓶を手にとってラベルをよく見てほしい。〈原材料、麦芽・ホップ・米・コーン・スターチ〉と書かれている。１９８０年7月に実施された「ビールの公正競争規約」によって表示が義務づけられたもの。前述したが酒税法では、米（古米のくず米）、トウモロコシ、コウリャン、じゃがいも、でんぷん、糖類、カラメルまで認めている。そして、そのためにおきた味の低下を調整するため多くの食品添加物の使用が許可され味付け増量ビールが一人前のビールとして売られている。

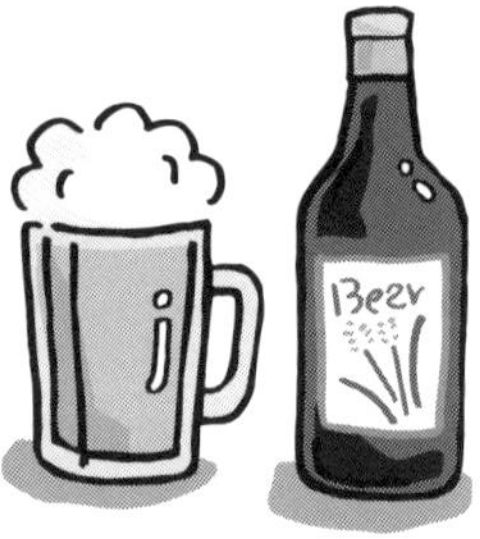

㊾ウイスキーとブランデー

ウイスキーはスコットランドからアイルランドにかけての一帯で発祥した、大麦、トウモロコシなどの穀物を原料とする蒸留酒。アルコール度は40～43度。スコッチはその代表格。ほかにアイリッシュやバーボン、カナディアンなどが知られている。

ブランデーは葡萄酒またはリンゴ・さくらんぼなどの果実酒を蒸留した酒。なかでもコニャックはフランス南西部コニャック地方に産するブランデーで最高級品。

日本の酒税法では各種の酒類の定義に本物と模造の少なくとも2種類が示されている。

ウイスキー類とは、

(イ)発芽させた穀類及び水を原料として糖化させて発酵させたアルコール含有物を蒸留したもの(モルトウイスキー)[※1]

(ロ)発芽させた穀類及び水によって穀類を糖化させて、発酵させたアルコール含有物を蒸留したもの(グレンウイスキー)[※2]

(ハ)(イ)又は(ロ)に掲げる酒類にアルコール、スピリッツ、香味料、色素又は水を加えたものとして、ジャパニーズ(J)ウイスキーを許容している。

(ニ)本来のブランデーを規定し、

※1 モルト(大麦麦芽)を原料にして製造された100%使用

※2 トウモロコシ等の雑穀を利用して製造された

(ホ)模造ブランデーを許容する。

日本では、昔から酒はチャンポンすると悪酔いするといわれてきた。私は経験からチャンポンしなくとも、飲み過ぎれば二日酔いすると考えていた。合成清酒に水虫の薬サルチル酸（雑菌の繁殖防止）や合成添加物が入っていた頃の話。当時、サ社は外貨割当を受け、原酒を大量に輸入しJウイスキーを量産していた。バーテンさんの手を借りるまでもなく酒類は混ぜた方が旨い。手頃に買えるJウイスキーをビールで割って二日酔いしたことも数度ある。混ぜる理由は、Jウイスキーは辛いというよりトゲがあるから。ところが純良な酒類は適量を過ごしても二日酔いをしないことを度々の海外の飲酒で体験した。ナゼダロウ？　日本の酒税法では、味と色付けのため、糖類、香味料、色素その他政令で定める添加物や増量のための水、不純アルコールが使用されて作られた味付け増量酒類が許容されているからだ。それらをチャンポンすると、さらにヒドイことになる。財布に相談して、できるだけ純良で旨い酒を、体に合わせて適量を、おいしいつまみやおかずで、夜たしなみましょう。

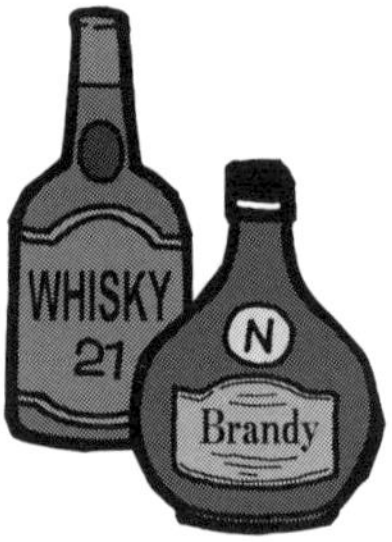

(50)ワイン　安価でもホンモノを

ワインは、ブドウ又はブドウ及び水を原料として発酵させた果実酒の一種。赤、白とも食中酒として楽しまれている。

〝フレンチ・パラドックス〟

フランス人はバターやクリームを使った肉料理をよく食べるうえ、たばこを吸う人が多いにもかかわらず、心臓疾患による死亡率が低いことで知られている。フレンチ・パラドックスと呼ばれるこの現象の要因と考えられているのが、毎日のように赤ワインを飲む彼らの食生活です。パリのレストランで昼食にワインを飲んでいる娘さん達を見て驚いた30年前を思い出します。テーブル水がチェイサーとして有効であることも一因だと思いますが……。

赤ワインはブドウを丸ごと発酵させるため、種子や果皮に含まれるタンニン、アントシアニン、カテキン、フラボノイド等が大量に溶け出している。これらの成分を総称してポリフェノールといい、これには活性酸素という悪モノを除去する働きがある。赤ワインは緑茶の4倍、白ワインの8倍以上のポリフェノールを含有している。一方、活性酸素によって酸化された悪玉コレステロールは血管や心臓の病気を起こす要因である。そこで赤ワインを飲んでポリフェノールを多く摂取すれば、動脈硬化や脳血栓を予防でき、心疾患による死亡も減るというわけ。

またポリフェノールは活性酸素による細胞の酸化を防止するため、癌や老化、糖尿病、脳梗塞などの予防に役立つ。更に、最近では適量の赤ワインを毎日飲んでいる人は、アルツハイマー病の発生率が低いとの報告もある。

白ワインの場合、ポリフェノール含有量は少ないのですが、その殺菌作用が注目される。実験によれば大腸菌やサルモネラ菌、赤痢菌に対して赤ワインのおおよそ2倍の殺菌作用を発揮するといわれる。このことから、刺身などの生ものと一緒に白ワインを飲むことが有効である。

このほか赤ワイン、白ワインともに、ナトリウムの排出を促す働きを持つカリウムを多く含んでおり、高血圧の予防、改善に有効。利尿効果、新陳代謝を活発にする効果もある。それでも、健康のためには、ホンモノを適量飲みましょう。「甘味果実酒」〈少量のブドウ汁にアルコール、合成の着色料、甘味料、香料を加えたもの〉などのニセモノは有害無益な飲料です。

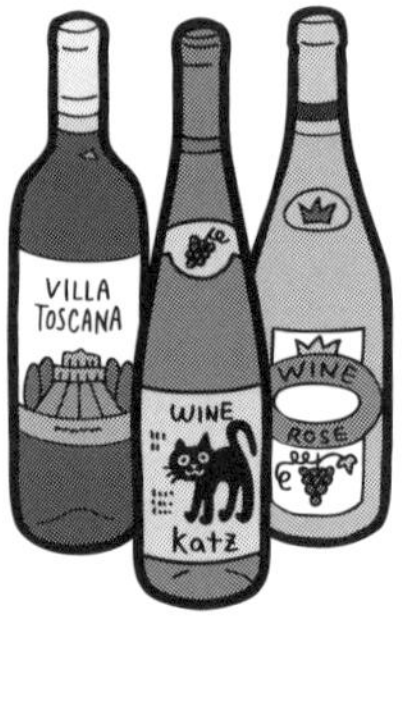

(51) 味噌・醬油　最良の発酵食品

味噌　主原料の大豆に麹《こうじ》と塩を加え、これを発酵、熟成させて作る。このとき用いる麹に、米麹を使うのが米味噌、麦麹を使うのが麦味噌、豆と麹菌だけで作るのが豆味噌。

味噌は中国で発祥し、朝鮮半島を経て平安時代に日本へ製法が伝えられたといわれる。江戸時代には庶民の間に、日常食品として普及し、地方色を持った味噌が作られ、販売されるようになった。

〔味噌の栄養成分〕

味噌は塩分過多の要因とされて、消費が控えられた時期がありましたが、最近では発酵食品として、豊富な必須アミノ酸に加え、ミネラル、ビタミンなどを含む栄養価によって健康増進によい食品として高く評価されている。主な栄養成分は、たんぱく質、ナトリウムはもちろんカリウム、カルシウム、マグネシウム、リン、鉄、亜鉛、銅のミネラル類、ビタミンE、レシチン、サポニン、イソフラボン等。味噌のたんぱく質は発酵によってアミノ酸に分解されているため、消化がよく、必須アミノ酸の含有量も卵に匹敵する程優秀。必須アミノ酸のメチオニンには肝機能を高める働きがあるので、酒やたばこの好きな人は利用するとよい。又サポニンやレシチンには中性脂肪やコレステロールを低下させる働きがあり、ビタミンEも血液をサラサラにする。

イソフラボンには乳癌や前立腺癌を予防したり、骨粗しょう症の予防や更年期障害を軽くする。更に発酵に関わった微生物は整腸をはじめとして、腸管免疫に役立ち、アレルギーなどの防止に役立つ。

醤油　大豆と小麦を原料として作った麹と食塩水を原料として醸造する。日本料理の味付けに不可欠な醤油は、今や世界中でも愛好される代表的な調味料の一つとなりました。

醤油には原料の大豆たんぱく質が発酵してできたアミノ酸が豊富なほか、ナトリウム以外にもカリウム、カルシウム、マグネシウム、リン、鉄、亜鉛などのミネラルやビタミンB群が含まれている。発酵食品として、豊かな香気成分が食欲をそそり、アミノ酸が胃液の分泌を促し食欲不振の解消に役立つ。又、抗菌作用があるので、醤油漬けにすると保存に有効。ただ、腎臓病や高血圧の人は、取り過ぎに注意しましょう。

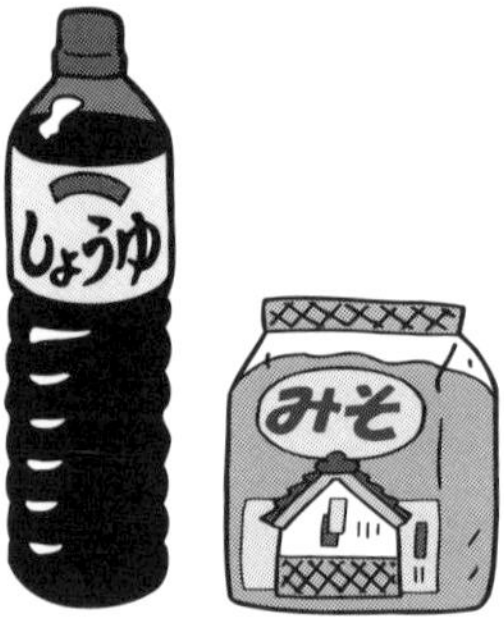

（52）お茶① 日本茶（緑茶）

お茶はアジアの亜熱帯地域原産、ツバキ科。茶を飲む習慣は4、5000年前に中国で始まり仏教とともに日本に伝わってから日本独自の発達をとげました。

お茶の素材としての日本茶が中国茶と大きく異なるのが、茶葉の発酵法です。茶葉は摘み取った直後から、自身の持つ酸化酵素の働きで発酵を始めます。この発酵のさせ方に多彩な方法のある中国茶や紅茶に対し、日本茶は発酵させない緑茶のみ。また発酵を止める加熱法も、中国の緑茶が釜煎りなのに対し、日本茶は大半が蒸して発酵を止めている。独特の旨味や渋み、青っぽい香りを、より繊細に味わえるのが持ち味となる。

煎茶　一般的な日本茶。茶葉を蒸してもみ、乾燥。甘み渋み香りのバランスの良さが持ち味。

玉露　畑におおいをかけ、日光を遮って育てた茶葉で作られる高級茶。旨み、甘みが強く香りが高い。これを臼でひいたのが抹茶。

番茶　伸び過ぎて固くなった葉や茶畑の刈り込みで採れた葉で作られるお茶。渋みが強めで、すっきりした味わいが持ち味。

ほうじ茶　番茶を焙烙《ほうろく》で煎ったお茶で、香ばしさが特徴。カフェインやタンニンが少ない。

玄米茶　煎った玄米を混ぜた茶。香ばしさが喜ばれ人気がある。

粉茶　製造途中にできる粉をふるって集めたお茶。煎茶のものと玉露のものがある。味が濃くすし屋のお茶としておなじみ。関西では茶がゆ用に煎って茶袋に入れて用いる。静岡県M園の粉茶は農薬・化学肥料は使用せず、100g630円。

粉末緑茶　茶葉に含まれる栄養をまるごと取るため粉末にしたもの。ぽつぽつ市民権を得ている。スーパーのものは有機緑茶を石臼で挽いたもの、32g548円。F社のものは80g1200円。試してみれば、きっと、ハマル。

茶の栄養素　浸出液には、ビタミンB、ナイアシン、葉酸、パントテン酸、C、亜鉛以外のミネラルを含みカフェイン、タンニンも含有する。茶葉全体ではほとんど全てのミネラルとビタミンを多量に含有し、ほぼ完全な栄養食品だと考えます。

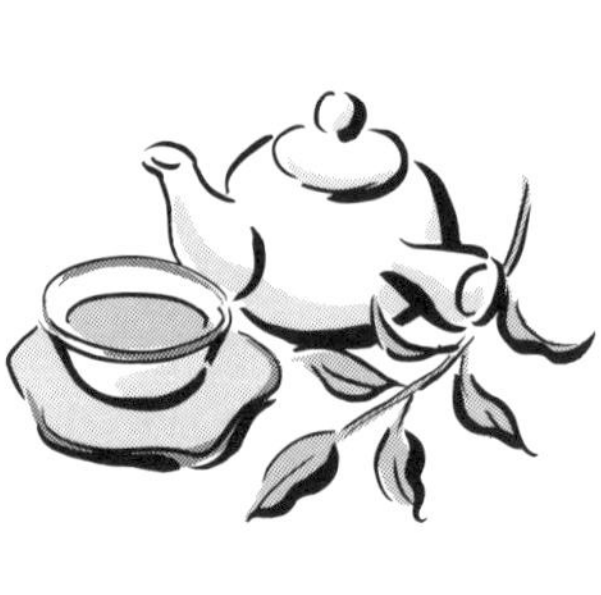

(53)お茶② 中国茶

今回は新年号※なので、お目出度い話にしたいと思いましたが、多種多彩な中国茶を題材とすることでお許し願います。

中国茶というと烏龍《ウーロン》茶を思い浮かべる人が多いと思いますが、5000年の歴史に培われた中国茶には多くの種類があり、その数は1000を超すといわれる程で、分類の仕方もさまざまです。一般的には、茶葉をどのように発酵させるかによって大きく6種類に分けられています。

①緑茶（不発酵、釜煎り加熱、渋みや青臭さが少ない）
②青茶や③白茶（半発酵）
④紅茶（完全発酵）
⑤黒茶や⑥黄茶（麹菌を繁殖させて発酵）

このように茶葉の発酵を自在に操り、色調・風味の変化を楽しむ点が、中国茶の特徴です。

その代表である青茶には、烏龍茶（烏のように黒く、龍のようにうねった姿の茶）、鉄観音茶、武夷《ぶい》岩茶など。茶葉が発酵している途中で釜煎りを行い発酵の進行を15～70％で止めた代表的な中国茶。主産地は福建省、広東省、台湾。その代表は烏龍茶。その茶葉にはカルシウム、カリウム、鉄、カロテンなどが豊富です。そして浸出液には、主に、カフェイン、タンニンの一種のカ

※2007年1月

テキン、ポリフェノールなどが含まれています。

カフェインには中枢神経を刺激して覚醒させたり、気持を高揚させる働きがあるほか、胃液の分泌促進、体脂肪の燃焼促進、利尿、強心にも有効。一方カテキンには抗菌、解毒、止血、消炎などの働きがあります。そして最も注目したいのが烏龍茶ポリフェノールと呼ばれる特有の健康成分の働き、このポリフェノールは烏龍茶に代表される半発酵タイプのお茶に、特に多く含まれています。その働きは、血中の中性脂肪やコレステロールの減少、発癌物質や活性酸素の防止、食物の脂肪分の吸着、排泄、肌の皮脂量調整と保水能力の向上など多岐にわたります。こうした成分の働きにより、烏龍茶は二日酔い、疲労倦怠、消化不良、下痢などの症状をやわらげ、ひろく生活習慣病の予防に大いに役立ちます。

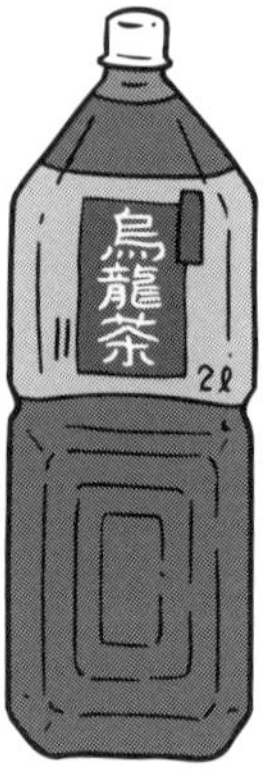

(54) お茶③　茶の栄養成分

茶葉に含まれる栄養成分は、日本茶、中国茶、紅茶と共通しており、土地の風土・気候に影響されるでしょうが、カリウム、カルシウム、リン等のミネラル、ビタミン類を豊富に含んでいます。緑茶に代表される日本茶は、製造の過程で発酵を行っていないため、生の茶葉の成分がそのまま残っているところが大きな特徴で、烏龍茶や紅茶には殆んど含まれていないビタミンCを含んでいます。茶葉全体を利用する抹茶や粉末緑茶は、ビタミンD、B12以外のビタミン、ミネラル、脂肪酸、たんぱく質、脂質、糖質を含む栄養食品です。さらに、カテキンが非常に豊富に含有するのも緑茶の大きな特徴です。

【茶カテキン】

カテキンは茶の葉や芽に含まれている植物ポリフェノールの一種（植物の枝葉を太陽光線から守る働きをする）。茶葉の中に一番多く含まれている成分で乾燥重量の10%を占めます。緑茶には主に4種類のカテキンが含まれていますが、エピガロカテキンガレードが一番多く、全体の約半分を占めています。このカテキンは抗酸化力が強く、その効力はビタミンEの約20倍といわれる。

カテキンにはコレステロール値、血糖値の上昇を抑制する作用のほか、血栓の生成防止や活性酸素の中和などの働きがある。また病原性大腸菌に対する抗菌作用が話題となったことで知られるとおり、強い殺菌力があり、細菌の出す毒素の活性を抑える力も持っています。こうした成分の働きにより、緑茶は眠気をさまし、疲労、二日酔いの回復に役立つほか、風邪、高血圧、高脂血症、動脈硬化、血栓症、脳梗塞、糖尿病、老化、食中毒、口臭、口内炎に有効。うがいに使えば、虫歯の予防、のどの痛みをやわらげる効果もあります。

〔脂肪燃焼　ダイエットに〕

緑茶のダイエット効果が他の茶より強力と注目されています。食べ物で摂取した脂肪は腸で吸収されるが、緑茶のカテキンとカフェインの相乗効果によって体脂肪の分解を高め脂肪の燃焼に役立つことが分かってきた。緑茶には、こういったカテキン・カフェインパワーも秘められています。

(55)コーヒーとココア　効能さまざま　白砂糖は無用

コーヒー　アカネ科の常緑高木、コーヒーの樹の紅紫色の果実(普通2個)のコーヒー豆を原料とします。当初アラビアのイスラム教徒の間で、体調を整え、気分を高揚させる薬として広まりました。その後、中世後期に十字軍によってヨーロッパに紹介され、焙煎法などが発達すると共に、嗜好飲料として世界中で愛好されるようになりました。日本は今では世界第3位のコーヒー消費国。

〔コーヒーの栄養成分〕

コーヒーには約1000種類の成分が含まれているといわれる。なかでも、カフェインとタンニン。このうちカフェインには脳の働きの活性化、胃液の分泌促進、利尿、抹消血管の血流向上、体脂肪の燃焼促進などの効果が、タンニンには抗菌・消炎作用に加え、コレステロール値や血圧の上昇を抑制する作用がある。眠気をさまし、ストレス、疲労感の解消、集中力の向上に有効なほか高脂血症などの予防、肝臓病や認知症への効果も期待されている。

ココア　カカオの樹の種子、カカオ豆を原料とする。これを焙煎、粉砕したあと、ペースト状に煮詰め、脂肪分を除いて粉末にしたのがココア。原産地であるアメリカ大陸の熱帯地域では、カカオ豆をすりつぶしてスパイスを加えた飲みものが、スタミナ源として古くから珍重されてきました。16世紀になると南米を侵略したスペイン人がカカオ豆をヨーロッパに紹介、更に19世紀始めにオランダ人のバン・ホーテンが今日のような粉末のココアを開発。

〔ココアの栄養成分〕

ココアは嗜好飲料の中でも非常に栄養価が高い。たんぱく質、脂質、カルシウム、カリウム、鉄、ビタミンB類、食物繊維などを豊富に含んでいる。そのため疲労回復、動脈硬化、高血圧、血栓症、貧血、便秘、肥満の予防や解消に効果的。加えて、活性酸素を中和するポリフェノールが極めて豊富で、細胞の老化、生活習慣病の予防にも有効。特有のほろにがさの元であるテオブロミンは自律神経の働きを調整して気持ちをリラックスさせるため睡眠障害の解消にも有効。大腸菌、ピロリ菌などへの抗菌効果も認められ、感染症の予防という観点でも注目される飲料である。

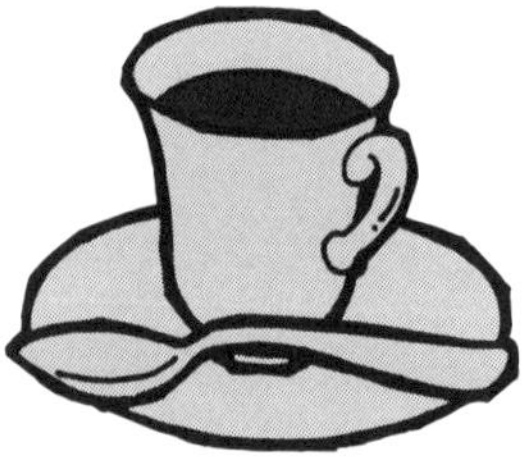

（56）豆類①　アズキ、ササゲ

アズキ　マメ科ササゲ属。原産は東アジアで、日本では北海道が代表的な産地。粒の大きい大納言と普通アズキの2種類がある。大納言は主に粒あんなど粒をいかした用途に、普通アズキは、こしあんなどに使われる。

ササゲ　マメ科、まさしくササゲ属。アフリカ熱帯地域原産といわれ、わが国へは平安時代に中国から伝わり大角豆と呼ばれた。一般にササゲといわれているのは、アズキによく似た乾燥豆のアズキササゲのこと。

ササゲはアズキの代替、代用品という偏見があるかもしれません。私も今回調べて驚きました。全粒のゆで豆で栄養成分を比較してみると（五訂食品成分表）ほぼ同等ですが、強いて優劣をつけるとすれば、ササゲの方が、少しまさっていると判定されます。ササゲに対する評価を改めることにしました。

〔アズキとササゲの栄養成分〕

カリウムを非常に多く含む（ア460、サ400mg）ことが大きな特徴。カリウムは余分な塩分の排出を促すため、むくみ防止や高血圧予防、利尿促進に有効。また苦味物質サポニンにも利尿作用や血圧を下げる作用がある。ビタミンB1も多く（ア0・15、サ0・2mg）糖質のエネルギー代謝を活発にし、疲労を回復、糖尿病予防にも有効。食物繊維も多い（ア11・8、サ10・7㎎）ので便秘の予防や有害物質の体外排出の働きもある。さらに、銅（ア0・3、サ0・23㎎）、ビタミンB2（ア0・06、サ0・05㎎）、ビタミンB6（ア0・11、サ0・06㎎）、パントテン酸（ア0・46、サ0・27㎎）などはアズキがまさるが、その他のビタミン、ミネラルはいずれもササゲがまさっている。アミノ酸スコア（100に近いほど必須アミノ酸が理想のバランスで含まれていることを示す数値）でも乾燥全粒でアズキは84、ササゲは86で優位を保っている。

ササゲはまた脳機能の維持改善に作用する神経伝達物質となるコリンを含み、記憶力の向上、老人性認知症の予防効果が期待されている。コレステロールを減らし脂肪肝を予防、血管を拡張し、高血圧、動脈硬化を予防、細胞膜形成に不可欠のレシチンの材料にもなる。皆さんアズキだけでなくササゲも見直してみようではありませんか。

(57)豆類② 大豆 野菜として もやし、枝豆

大豆は五穀の一つ 昔から米・麦・粟《あわ》・稗《ひえ》と共に五穀の一つにあげられている。野菜としてもやし、枝豆(枝豆には大豆にないビタミンCが豊富で美肌に効果的)として愛され、豆類としては、こんぶ豆、五目豆として煮られ、きなこ、味噌、醤油、豆腐、納豆、豆乳、湯葉、大豆油、おからと文字通り身を粉にして日常食品として重用されています。

〔大豆の栄養成分〕

たんぱく質、ミネラル、ビタミンB群が多く、「畑の肉」。良質の不飽和脂肪酸を含み、動脈硬化予防に有効な食品。大豆の脂質は、その多くがリノール酸で、酸化され易い脂質ですが、抗酸化作用の高いビタミンEが豊富なので安心して食べられます。また、リノール酸はコレステロールを低下させる作用があり高脂血症予防にもよい。

アミノ酸スコア86 大豆は体内で合成できない必須アミノ酸をバランスよく含んでいてアミノ酸スコアは86と高い。その体内利用率の高さは動物性たんぱく質と同等です。たんぱく質は、健康を保つために欠かせないものですが、その摂取を美味な肉類に頼り、その上、取り過ぎている現状では、新陳代謝の負担を全身にかけ、かつ脂肪の取り過ぎとなってメタボリック症候群の原因ともなります。大豆からは、そうした心配のないサラサラの血液を生むたんぱく質を取

ることができます。

　良質なたんぱく質と共に、大豆の成分で重要な働きをするのがサポニンです。サポニンは体内で脂質の酸化を抑制し過酸化脂質を低下させるので、血栓や動脈硬化の予防に効果がありま す。大豆には、このほかに動脈硬化を予防する働きを持った植物ステロールと呼ばれる物質が含まれています。また腸から吸収されたブドウ糖が脂肪に変化するのを抑制する働きもある。カルシウムその他のミネラルも豊富に含んでいるので、骨粗しょう症や糖尿病の予防にも有効です。癌の抑制効果が高いといわれるイソフラボンも含まれています。イソフラボンは体内で女性ホルモンに似た働きをするため、乳腺や卵巣、前立腺に働きかけます。女性の閉経後の高血圧や高脂血症、骨粗しょう症、顔のほてりなど更年期障害を緩和する作用もあります。

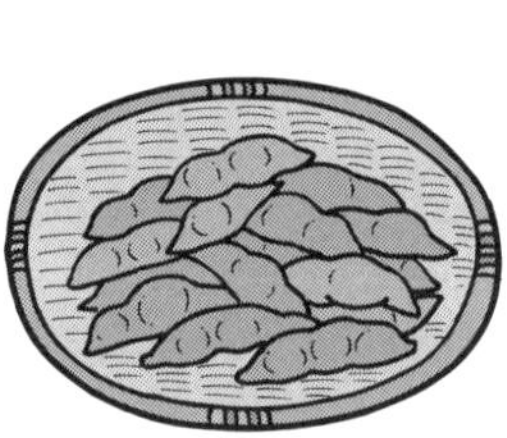

（58）豆類③　いんげん豆、えんどう豆

いんげん豆　中南米原産。17世紀隠元禅師が中国から伝えたといわれ、その名が付けられた。日本で栽培されているものは殆どが北海道産。乾燥したものと未成熟のものを莢《さや》ごと食べる「さやいんげん」がある。

いんげん豆には大きく分けて5種類がある。赤紫色で餡《あん》や甘納豆に使われる金時類、白餡によく使われる白金時類、小粒で白い手亡《てぼう》類、独特の模様がついた虎豆類、中粒のうずら類。

〔いんげん豆の栄養成分〕

主成分は炭水化物とたんぱく質。種皮に含まれる食物繊維は豆類の中でもトップで腸内の有害物質を吸着して体外に排出する働きやコレステロールの吸収を阻害する働きがあり、便秘解消や大腸癌、動脈硬化症を予防する効果も大きい。また膵臓の働きを高めてインスリン分泌を盛んにし、また消化酵素の働きを阻害してでんぷんの消化吸収を遅延し、食後の急な血糖値の上昇を抑制して糖尿病を予防する。

ビタミン類も豊富で特にＢ１、Ｂ２が多く疲労回復に有効。カリウム・カルシウム・マグネシウム・鉄などミネラル類も多く含み、高血圧・貧血・骨粗しょう症予防や体内の塩分調整の効果も大。

えんどう豆　原産地は地中海沿岸。わが国へは奈良時代に遣唐使が中国より持ち帰ったとされている。野菜として用いられたのは江戸時代からで、一般に普及したのは明治時代から。

完熟した豆を乾燥させたえんどう豆には、青・赤・白の3種があるが、わが国では青えんどう豆が一般的。完熟した豆を収穫し乾燥させて利用するほか、野菜としては若芽を豆苗《とうみょう》として、未熟な豆をさやえんどうやグリンピースとして、やわらかに成育したものをスナップえんどうとして食用に供されている。

〔えんどう豆の栄養成分〕

主成分はいんげん豆と同じく炭水化物とたんぱく質で食物繊維を多く含む。豆類の中で大豆に次いでビタミンB1が多く、疲労回復の効果が高い。食物繊維は大豆より多く豆類には珍しくβカロテンが豊富で、フラボノイド、αリノレン酸、オレイン酸、コリンなど機能成分が豊富な食材である。

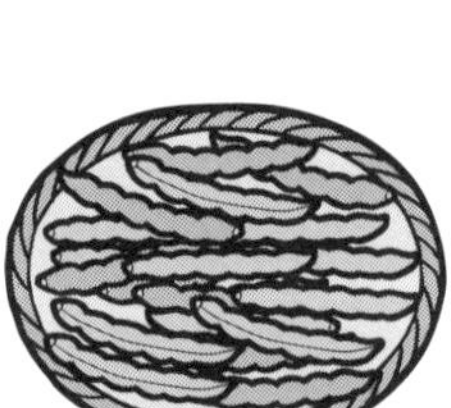

(59) 豆類④　そら豆、緑豆

そら豆　古来中央アジアから地中海沿岸で栽培され、わが国には10世紀頃伝来といわれる。現在は約70%が中国で生産されており、わが国の主な産地は鹿児島、千葉、茨城、宮城など。莢《さや》が天に向かって直立するので「空豆」と名づけられた。

〔そら豆の栄養成分〕

そら豆は未熟な豆を野菜として用いるのが一般的。たんぱく質、糖質、カロテン、ビタミンＢ１、Ｂ２、Ｃ、食物繊維などを含み、単品でも栄養バランスの取りやすい食品として親しまれている。特にビタミンＢ群がほかの未熟豆に比べて多いのが特徴。ビタミンＢ１は糖質を分解して乳酸などの疲労物質を貯め込まないよう働く成分です。そのため、そら豆は疲労感をやわらげてくれる食品といえます。ビタミンＢ２は動脈硬化の原因となる過酸化脂質の生成を防ぎ、また、そら豆の脂質にはレシチンが多いので、Ｂ２と共働して血中のコレステロールの酸化を防ぎます。含有するミネラルの中では豆類の特徴としてカリウムが豊富。カリウムは体内に入ると塩分と結びつき、体外に排出する作用により、血圧を下げるので、高血圧の予防に適した食材です。たんぱく質もアミノ酸スコア59が示す如く相当です。

緑豆《りょくとう》　ササゲの一種。インドや中国では豆のまま用いられる。日本では風土に適さないためか、殆んど栽培されなくなり、ハルサメや豆もやしの原料としてもっぱら輸入されている。緑豆のでんぷんは熱に非常に強く煮崩れしにくいので、コシのあるハルサメができる。

〔緑豆の栄養成分〕

乾燥した全粒のアミノ酸スコアは77のすぐれもの。疲労回復に効果があるビタミンB1、B2をはじめ骨の強化やストレスの緩和に役立つカルシウムを多く含む。塩分（ナトリウム）の体外排出を促し高血圧を予防するカリウムも多い。消化酵素によって分解されない食物繊維が多く腸内の善玉菌の繁殖を活性化することで便の量をふやし腸内環境を整え、コレステロールや老廃物を排出、動脈硬化、糖尿病などの生活習慣病を予防し、癌の予防も期待できる。

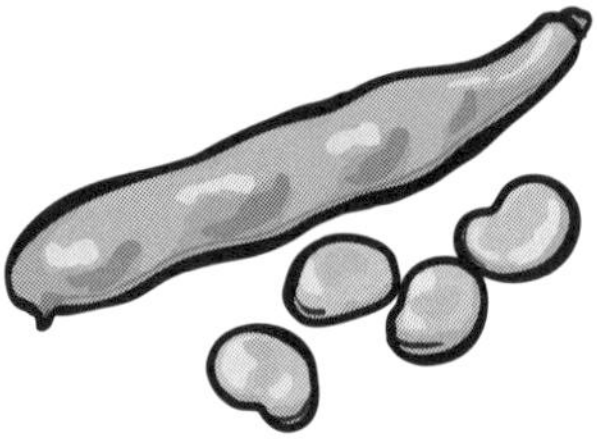

⑹キノコ類①　エノキタケ、エリンギ

キノコ類はカロリーが少ないけれど、野菜類に少ないビタミンDと、有効な食物繊維β－グルカンを多く含んでいるため健康に有効な食品です。栽培技術が進んで新顔が登場している。

エノキタケ　別名ナメタケ。キシメジ科のキノコ。晩秋から初冬にかけて榎《エノキ》、柿、無花果《イチジク》、ポプラ、橅《ブナ》などの枯れ木に密生します。出回っているものは、栽培もので天然のものとは別もの。野生のものは褐色で大きい。

〔エノキタケの栄養成分〕

食物繊維、ビタミンB1、B2、ナイアシンが豊富。エネルギー代謝に欠かせない栄養分であるB1を生シイタケよりも多く含んでいる。脚気《カッケ》予防や糖質の代謝をよくし疲労回復に役立つ。B2、ナイアシンは湿疹や吹き出ものなど肌のトラブルを解消する働きを持っている。食物繊維の一種であるβ－グルカンはキノコの主成分でウイルスなどから体を守る白血球の免疫細胞の働きを活発にし、免疫力を増強、発癌や癌の増殖を抑制します。

エリンギ　ヒラタケ科のキノコ。原産地は地中海地方。日本に入ってきたのは新しく93年とか。なじみが薄く火星人のようなスタイルが親しめなかった。近年生産量が急増している様子なので買ってみた。安値で癖のない風味と歯切れのよい肉質は、とても気に入りました。人だけで

はなく、キノコも見かけで判断してはいけないと反省。

〔エリンギの栄養成分〕

エリンギのカリウム含有量（100g中）は生では460㎎とキノコ類の中で最も多く、ナトリウム（塩分）の排泄を促し高血圧の予防に有効です。キノコの主成分であるβ-グルカン（多糖類の食物繊維の一種）の働きは、エノキタケと同じく腸内の善玉菌の増殖を促して便の量を増やし、腸内環境を整え、腸管免疫力を増強してコレステロールや老廃物の排出を助けて動脈硬化を防ぎ、糖尿病、高脂血症などの生活習慣病、発癌、癌の進行を予防する。また肝臓での脂肪沈着を防ぎ脂肪肝を予防できる。

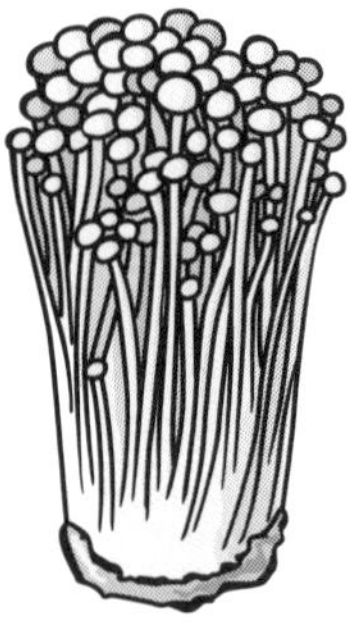

(61)キノコ類② 黒きくらげ、白きくらげ

きくらげ　耳キノコ、耳茸とも呼ばれ、名のとおり耳の形に似た姿をしている。春から秋にかけてぶなやかえで、にれなどの広葉樹の倒木や切り株に生え、温帯地域に広く分布する。

中国料理には欠かせない食材の1つですが、日本料理に必須の食材でないのが何とも残念。一般的には乾燥品が出回っていて黒と白の2種類がありしろきくらげは高級種として知られている。くろきくらげは「あらげきくらげ」とも呼ばれるが、五訂食品成分表には、あらげきくらげ、きくらげ、しろきくらげと三分して成分が分析されている。分類的にはキクラゲ科とシロキクラゲ科に分かれるが、何れも中国では昔から霊芝《れいし》（まんねんたけ）とともに不老長寿の妙薬として珍重されている。

〔きくらげの栄養成分〕

きくらげにはA・B12・E・Kはゼロだが、その他のビタミンは乾燥品だが豊富に含み、ミネラルにいたっては、長寿の妙薬といわれるだけに高価な「松茸」の数倍、数十倍の含有量を示す。特に日本人に欠乏しがちなカリウム・亜鉛は松茸の数倍、カルシウム・マグネシウム・リン・鉄・マンガンは数十倍含有。実に貴重な食品である。これらのビタミンやミネラルが老化防止・長寿にとても有効で貧血や高血圧を予防する効力も高い。値段も適当で夏バテ防止にも

よい。松茸のすばらしい香りと味わいにはとても及ばないが、薬《くすり》食《ぐ》いするには一級の食品なので、スーパーや清荒神《きよしこうじん》参道で黒きくらげを買ってきて調理し、その効力にひとりで合点している。

豊富に含まれるエルゴステリンは日干し乾燥によってビタミンDに変化しカルシウムの吸収を促進、骨粗しょう症の予防に効果的。食物繊維の含有量は乾燥品のためキノコの中で最高。肥満や便秘を改善し整腸作用に有効で大腸癌などの予防効果も大きく、コレステロールの吸収も抑えるので動脈硬化の予防にも有効。キノコ特有の成分β-グルカンが特に豊富で、ウイルスなどから体を守る白血球の免疫細胞の働きを活発化し免疫力を増強、発癌、癌の増殖を抑制する。

⑹②キノコ類③　シイタケ

シイタケ　ツキヨタケ科シイタケ属。日本、中国の原産。古くから食用にされており栽培量が最も多いキノコで、17世紀には既に豊後の国（大分県）で人工栽培されていたという記録があるようです。

最近では原木栽培のほか、おがくずなどを使用した苗床栽培も行われています。

〔栄養成分と効用〕

昔から不老長寿の食品の一つとして「薬食同源」の国の中華料理には殆どの料理に使われてきました。

ビタミンはA・E・Kが含まれていないが豊富なミネラルと含有する薬用成分がその理由。紫外線を当てるとビタミンDに変化するエルゴステリンを豊富に含む。このビタミンDは小腸でのカルシウム吸収率の向上を助ける働きを持っている。強い歯を作り、骨の強化・発育に欠かせないビタミン。子供の骨の発達や大人の骨粗しょう症の予防・改善に役立ちます。

シイタケには深みのある旨みがあります。この旨みのもとがアミノ酸の一種のグルタミン酸。新陳代謝を促進し、脳の栄養素として欠かせない物質で、老化防止に効果があります。その他のアミノ酸も豊富で、アミノ酸スコアも73を示す。その一種エリタデニンは血液中の過剰になったコレステロールを体外に排泄する働きがあります。また腸内の余分なコレステロールを排出する食物繊維も豊富で、その上、フィトステリンという物質が排出を促進するので、動脈硬化、高脂血症、便秘などの予防に適している。

シイタケは、核酸分解酵素を含み、核酸を吸収しやすい成分に分解する力が強いのも特徴の一つ。核酸は脳の老化防止に有効。さらに胞子に含まれる成分には、抗菌・抗ウイルス作用、免疫細胞の活性化などの働きがあります。抗癌作用の働きも解明されてきており、キノコに特有のβ-グルカンと呼ばれる不消化性多糖体とダブルで癌を予防してくれます。その上、シイタケ独自の抗癌成分レンチナンを豊富に含み、癌予防食材としての効果が一層期待されており、健康長寿の強い味方となってくれる食品である。

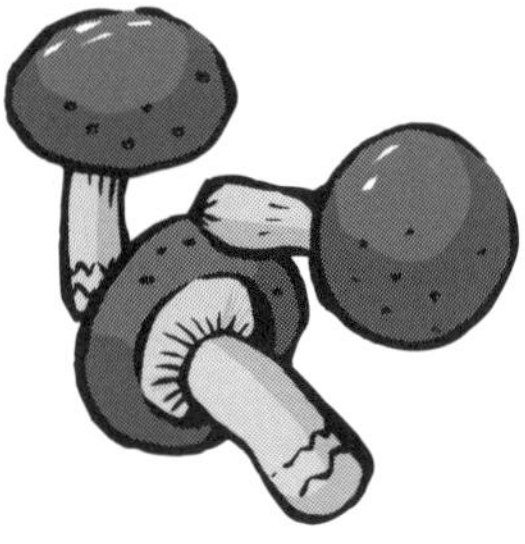

㊸キノコ類④　シメジ

シメジ類にはホンシメジ、ブナシメジ、ハタケシメジなどがある。天然のホンシメジは、秋に山の尾根に近い赤松と雑木の混じった林などに生える。シメジのなかでも風味がよく、松茸とともに最上級のキノコとして好まれてきたが、栽培が難しく手に入りにくい。

一般にシメジや味シメジとして売られているのは、ヒラタケの栽培もの、ホンシメジとして売られているのは、ブナシメジの栽培ものである。外見上の特徴が余りないことから、見分けがつきにくく名前が混在してきたなかで、栽培ものがホンモノとして出回るようになりました。残念なことですが、栽培しやすいものがホンモノ扱いされている市場の現実があります。

〔栄養成分と効用〕

シメジ類にはビタミンA・B12・E・Kが含まれておらず、Cはブナシメジに7㎎含まれているだけ。それ以外のビタミンは豊富で、ミネラルも多様に含まれているため、昔から「香り松茸、味シメジ」といわれてきた。

シメジのなかでも天然のホンシメジは栽培の困難さもあって松茸程ではないが非常に高価に取引されている。

シメジ類には血圧上昇の原因となる酵素の働きを抑える成分が含まれているため高血圧予防

に有効。低エネルギー食品であり、コレステロールの吸収も抑制される。

細胞を活性化させるビタミンＢ２も多く含まれ、肌荒れを改善し、美容によい。又、シミの原因となるメラニン色素の生成を抑える働きをする成分も含まれている。

含まれているグアニル酸は、アミノ酸の一種であるが、旨味成分であり、細胞の活性化を促進する。

キノコ特有の成分であるβ-グルカンは多糖類の不溶性食物繊維の一種。ウイルスなどから体を守る白血球の免疫細胞の働きを活発にし、免疫力を増強、発癌、癌の増殖を抑制し、生活習慣病を予防、鉄の吸収も促進してくれる。食物繊維も豊富で、整腸、抗癌、循環器疾患抑制に作用する。便秘や肥満の改善に最適の健康良品である。

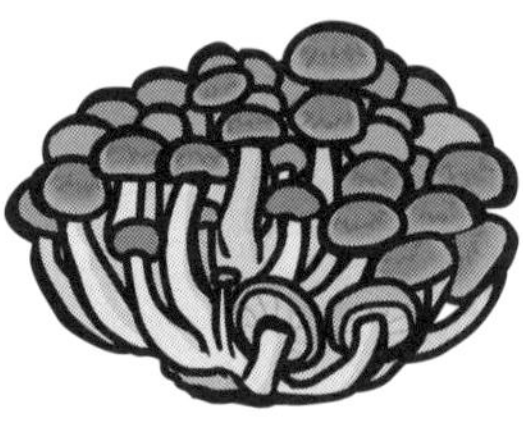

(64)キノコ類⑤　ナメコ

ナメコ　別名ナメスギタケ、ホンナメコ、ヤマナメコ。

茶褐色のかさを持ち、ぬめりがあることから「ナメコ」の名がついた。天然のものは晩秋から冬にかけて広葉樹の倒木に群生する。若いうちに収穫した栽培品に比べ、成長して、かさが開いた天然のものの方が味も香りもよい。

現在、出回っている袋や瓶《ビン》入りのものは栽培種です。類似の栄養成分を持つヌメリスギタケも栽培品として販売されている。ただこの種は脂肪酸の成分を含んでいないことが注目される。

〔栄養成分・機能成分とその効用〕　含まれている栄養成分（可食部１００g当たり、mg）

ミネラルではナトリウム３、カリウム２３０、カルシウム４、マグネシウム10、リン66、鉄0・7、亜鉛酸0・5、銅0・11、マンガン0・06とキノコとして平均的な数値を示している。

ビタミンで特徴的なことは他のキノコの持つＤは微量しか含まず他のキノコの含まないＢ12を微量含有すること。植物に珍しく、コレステロールを1mg含有していることが、とても興味深い。この植物コレステロールがぬめりの原因物質の一つではというのが私の素人考えです。

ナメコは、その全体を覆うぬめりが最大の特徴。このネバネバ物質の主成分がムチンという水溶性多糖類。オクラ、納豆、やまいも、うなぎにもムチンが豊富です。ムチンはコレステロールや発癌物質を吸着して便と共に排出するので、動脈硬化や癌などの予防に有効。体内に入ってきた有害物質を排出する作用もあり、ダイオキシンやO－157などに対する効果が期待できる。また胃の粘膜を保護して胃潰瘍などの予防に役立つほか、コレステロール、糖分の吸収を抑える働きをする。片や、たんぱく質の吸収を高める肝臓・腎臓機能の強化に役立つ。

その上、キノコ特有の不溶性、食物繊維の一種β－グルカンというすばらしい機能成分の効用は、有機脂肪酸の効用とともに他のキノコに勝るとも劣ることはありません。

㊺キノコ類⑥　まい茸

まい茸　担子菌類のキノコ。別名クロフ、マエタケ、クロブサ。まい茸は分岐した多数の扁平な菌体が重なり合って大きな塊状となり、全体は重さ数kgに達する。キノコが二重三重に重なって舞っているように見えるから、あるいは見つけると思わず舞うほど珍重するからという。表面は淡灰白色又は淡褐色。天然のものは、秋にみずならや栗、ぶななどの広葉樹の根元周辺に生える。

〔まい茸の栄養成分〕

生食するキノコの成分比較表を作ってみました（可食部分100g当り㎎）。ビタミンA・E・Kは他のキノコ同様含まれていません。B1は0・25、B2は0・49、共に2位、ナイアシンは9・1で1位、B6はまずまず、葉酸は3位、パントテン酸は0・79で最下位、Cは0なのが意外。ミネラルは豊富に含み、ナトリウム、カルシウムが1で少ないですが、カリウム、マグネシウム、鉄、マンガンは平均値、リン1・30、亜鉛0・8でトップ、貴重な銅は0・27で3位を示している。

〔まい茸の薬用成分〕

まい茸は薬効の高いサルノコシカケ科のキノコの中では唯一の食用キノコです。抗癌作用があることも昔からいわれています。血糖値改善作用と血圧降下作用の両方を持っており、コレステロールを低くする働きがあるので、高血圧、動脈硬化、脳梗塞や心筋梗塞といった生活習慣病の改善・予防に役立ちます。キノコ独特のβ－グルカンがたんぱく質と結合し、水に溶けない形で含まれているので、癌の予防効果が注目されている。X－フラクションといわれる物質にはインスリンの働きを正常に保つ作用があり、糖尿病などの予防に有効です。豊富なビタミンDがカルシウムの吸収を助けるので骨や筋肉を丈夫にします。またチロシナーゼ阻害物質を含み、皮膚にメラニン色素ができるのを防ぐので、シミ・ソバカスを予防し、女性の美肌に効果的です。その上、肥満解消効果のあることも動物実験で解明されています。適度な運動をしながらのダイエット食品に最適です。

(66)キノコ類⑦　松茸

松茸　キシメジ科。私の見た松茸は、秋、羊歯《しだ》の生い茂るしめっぽい赤松林の根元にひっそりと生えている姿。

寒地ではえぞ松、栂《つが》の林に生えることもあるようだ。表面は灰褐色か淡褐色、裏面は白色、ひだとなり多数の胞子が着生。芳香あり美味、歯ごたえも絶妙。久しく日本産の松茸を食べていない（亡くなった元東支部長の方が近くの山に穴場を持っていて、ドビン蒸しをご馳走してくれたことを思い出す）。天然のものしかないキノコの王様。カナダ、韓国、北朝鮮、中国からの輸入品が出廻っているが、国産品とは別種。色・香・味、とても比べものにならない。

〔松茸の栄養成分〕

松茸は水分88・3％、炭水化物8・2％、たんぱく質2・0％、脂質0・6％。脂質は生ものでは、まい茸0・7％につぎ、ブナシメジと同じで2位、脂肪酸は含まない。食物繊維量は総量4・7％で第1位、エリンギ4・3％、くろあわびたけ4・1％、エノキタケ3・9％の順。ビタミンはDがシイタケの2倍、ホンシメジと同じ4μgで第1位。B類は4位など、ビタミン、ミネラル共に豊富に含まれている。

〔松茸の薬用成分〕

特有の香り成分は桂皮酸メチルエステル、オクテノール、メチルオルシナートなどの成分。食欲増進に役立ち、消化酵素の分泌を促進します。ビタミンB2、ナイアシンが口内炎や角膜炎といった皮膚炎の予防に有効、ビタミンとミネラルは人体の抵抗力を強化するのに役立つ。又キノコの中でも、すぐれた成分を豊富に持っているので、癌予防も大いに期待できる。東大薬学部や国立がん研究センターなどによる抗癌性試験では、松茸の癌防止率は91・3％と食用キノコの中では最高とされている。如何せん、人工栽培が不可能で、高貴薬以上の市場価格となるため、松茸のすぐれた機能性成分の恩恵に浴することが難しいのは非常に残念である。

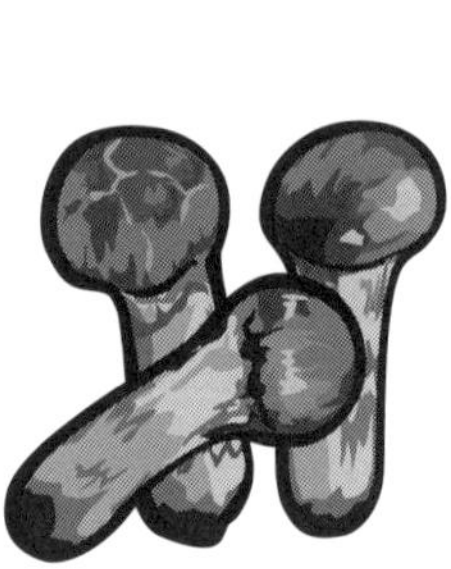

(67) キノコ類⑧　薬用キノコ(猪苓《ちょれい》、茯苓《ぶくりょう》)

キノコは植物ではなく、カビなどと同じ菌類なのです。菌類は目に見えない程の細かい菌糸を持っており、キノコは、この菌糸の集合体である子実体《しじつたい》のことです。食用にしているのは、この子実体そのものです。

キノコには、倒木や落葉などを栄養源とする「腐生性キノコ」と、生きた樹木と共生する「菌根性キノコ」、昆虫などに寄生して成長する「寄生性キノコ」の3種類があります。現在、人工栽培されているのは大部分、腐生性キノコに属します。

キノコは昔から薬用としても広く用いられてきました。日本薬局方には猪苓《ちょれい》や茯苓《ぶくりょう》などのキノコが収載され、漢方薬の原料として使用されています。また、シイタケ、カワラタケ、スエヒロタケからは抗腫瘍成分が抽出され、医薬品として認められているものもあります。

猪苓《ちょれい》　サルノコシカケ科のチョレイマイタケの菌核。深い山中のブナ科やカエデ科の植物の枯れた根に寄生します。日本産は軽質(真猪苓)で、中国産は硬質(唐猪苓)です。近年産出量が非常に減少していて高価になっており、日本には韓国産猪苓が輸入されていますが、品質は日本産に似ています。有効成分はよく分かっていません。薬効は解熱、止渇《しかつ》、利尿薬として小便不利、口渇、腎臓疾患などに用いられます。

茯苓《ぶくりょう》　同じくサルノコシカケ科のマツホドの菌核の外皮をはいで輪切りにしたもの。この菌はマツ属植物の根に寄生します。中心にマツの根が通ったものを「茯神《ぶくしん》」といい尊重されます。皮が黒く内部が白く硬くて重いものが良いとされます。

成分は90％以上がブドウ糖からなる多糖体。その他エルゴステロール、4還性トリテルペン酸など、薬効は鎮静、利尿薬として胃内停水、心悸亢進、筋肉のケイレン、小便不利、口渇、目まいなどに用います。

（本稿及び次稿は『漢方実用大事典』学習研究社、『人間医学』人間医学社・平成20年11月号・池田成彦「キノコ」を参照させて頂きました）

⑱ キノコ類⑨　薬用キノコ（霊芝《れいし》、姫松茸、冬虫夏草）

薬用キノコ、その2として、霊芝《れいし》、姫松茸、冬虫夏草《とうちゅうかそう》をとりあげます。

霊芝　サルノコシカケ科のキノコで、和名をまんねんたけといいます、霊芝は２０００年も前の中国の薬学書に登場し、強壮、鎮静、血圧降下、強心、利尿、肝炎など「万病に効く特別のキノコ」と記されているそうです。

霊芝の有効成分はβ-グルカンなどの多糖類やガノデリン酸などのトリテルペン類で免疫賦活作用や抗癌作用があります。

自然界において、その希少さ故に、〝幻の妙薬〟といわれた霊芝も、今では安定的に栽培することができるようになりました。その上、霊芝の有効成分を高圧力を用いて壊さずに抽出できる「循環多段式加圧抽出法」によって最大限に取り出し、製品にしたものが売り出されています。

姫松茸　学名〝アガリクス・ブラゼイ・ムリル〟、学術和名〝ヒメマツタケ〟。

姫松茸の効能については、元三重大学助教授伊藤均先生を中心に研究がなされ、抗腫瘍、肝臓機能改善、血圧降下、抗アレルギー、免疫促進などさまざまな薬理作用が確認されています。有効成分は、子実体にも菌糸体にも含まれています。特にβ（1-6）Dグルカン—タンパク質複合体を含有しており、強力な抗腫瘍作用があるようです。この多糖体はたんぱく質と結合しているため体内に吸収されやすく、血中の抗体の成分を補完する第三成分に働きかけてマクロファージの動きを活性化します。

冬虫夏草　キノコの一種である冬虫夏草は、通常のキノコのように木や土から生えているのではなく、菌が昆虫の幼虫などに寄生するのが特徴です、冬に養分を吸収し幼虫を餓死させ、夏に棒状の菌核が発芽したもので、古くから不老不死の妙薬といわれています。腎臓の機能強化のほか免疫能力、自然治癒力、内分泌機能を強化し、肺の働きを高めるのに役立ち、肺でのガス交換を高め、血中の酸素濃度の低下を防ぎます。慢性の咳や肺気腫などにも使われます。何れ試したいと思っています。

(69) 種実類① アーモンド

アーモンド　バラ科サクラ属。高さ6mにもなる落葉高木。中央アジアの乾燥地帯が原産地。花は淡紅色。葉・花・果実とも桃に似ているが、果肉は薄く、熟すると裂け、中に平たい核がある。核の中の仁《じん》は甘いものを食用に、苦いものを咳やけいれんを鎮める薬用にした。日本に伝わったのは江戸時代。扁桃・巴旦杏《はたんきょう》と呼ばれる。主産地はカリフォルニア、地中海沿岸など乾燥地帯。

〔栄養成分〕（乾果100g当り）

たんぱく質19・2、脂質54・2、炭水化物19・7gで、アミノ酸スコア47と高い。ミネラルはどれも豊富に含む。ビタミンはD、Cは0だが、他は豊富。栄養成分の主成分は脂質。その殆どがオリーブ油に含まれるオレイン酸やリノール酸などの不飽和脂肪酸。ビタミン類ではEは種実類のなかで、カヤの実に次いで多い。Eは癌などの原因である活性酸素の害を抑制し、動脈硬化など各種の生活習慣病予防にもよい。ビタミンB1、B2も豊富に含むため、疲労回復や体力増強に有効、集中力をアップさせる働きもある。またイライラや骨粗しょう症などを予防するカルシウムや貧血を予防する鉄分も相当多く、豊富なたんぱく質が肝臓を保護するので、ビールや酒のつまみにはピッタリです。

〔主な生理機能成分〕

オレイン酸は必須脂肪酸のｎ－９系の一価不飽和脂肪酸で、血中の悪玉コレステロールだけを減らし、善玉コレステロールを増やし、動脈硬化予防に大いに役立つ。一方リノール酸は、同じく必須脂肪酸の一つ、ｎ－６系の多価不飽和脂肪酸で、コレステロール値を低下させ、適量なら動脈硬化を予防し、高脂血症にも有効。しかし取り過ぎると血栓形成を促すことになり細胞の癌化の恐れも生じるので、青背の魚などに含まれるＥＰＡ（エイコサペンタエン酸）やＤＨＡ（ドコサヘキサエン酸）などのｎ－３系脂肪酸とバランスよく取ることが大切。造血作用や血行をよくする作用もあり、貧血、冷え性に有効です。

（70）種実類②　エゴマ

エゴマ（荏胡麻）　シソ科の一年草。インド・中国原産。高さ約1ｍ。茎は四角、葉・茎は浅い緑色。葉は一種の臭気があり、花は白色。果実は小さく、炒《い》ってゴマの代用として搾って油をとる。葉には活性酸素を抑制して癌やさまざまな病気を予防するβ-カロテンも多く含まれている。

〔エゴマの栄養成分〕（乾果100g当り）

たんぱく質17・7、脂質43・4、炭水化物29・4gで、無機質（ミネラル）は、いずれも豊富に含み、カリウム（590）、鉄（16・4）、マンガン（3・09㎎）はゴマより多い。

ビタミンの含有量はAは同等、E（3・8）、B2（0・29）、ナイアシン（7・6）、パントテン酸（1・65㎎）はゴマより多い。脂肪酸も総量はゴマに劣るが多価不飽和脂肪酸はゴマより多い。食物繊維はゴマの約2倍の量がある。ぜひ日常の用に供したい。

〔主な生理機能成分〕

エゴマの油には人間（のみならず動物一般）が、体内で生成することができない不飽和脂肪酸であるα《アルファ》-リノレン酸を豊富に含む。人はこれを原料としてEPAやDHAを合成する。

EPAは背の青い魚（いわし・さんま・あじ・まぐろなど）に多く含まれている油脂成分ですが、血中のコレステロールや中性脂肪を減らし、血栓ができるのを防いで、血流を良くする働きがあり、またアレルギーや炎症性疾患の予防や治療にも有用。

ＤＨＡは哺乳動物の脳および網膜のリン脂質中の主要な不飽和脂肪酸で、これの摂取は脳・眼に極めて有効であり、血中のコレステロールを低下させ、脳卒中や老人性認知症の予防に効果がある。骨の形成に関係するマンガンや、丈夫な骨を作りイライラ防止にも役立つカルシウムなどの無機質も豊富なので骨粗しょう症の予防にも有効。豊富に含有する亜鉛・鉄その他の無機質は味覚機能改善、老化防止等に大いに役立つものと思われる。ゴマと共に、健康のために必要な食品の一つです。

（71）種実類③　かぼちゃの種

かぼちゃの種　ペポかぼちゃの種子を乾燥させたものを炒って食用にする。中国では、古くから薬用にも利用されてきた。かぼちゃというより関西では、ナンキン（南京）と言った方が、通りが良かったのだが、最近は、どうだろうか。私が71年に東京に転勤し、妻が八百屋でナンキンと言い、若者に「かぼちゃダロ」と言い返されたと憤慨していたことを思い出します。中華料理店では、食前酒のつまみによく出されたものでした。

〔かぼちゃの種の栄養成分と機能成分〕（炒ったもの１００ｇにつき）

高たんぱく、高エネルギーで、ミネラル、ビタミン共に豊富な栄養価の高い食品。脂質は51・８ｇと多いが、成分表には分類表示されていない。不飽和脂肪酸のリノール酸が多く、体内のコレステロール値の上昇を抑えて動脈硬化の予防に有効である。

ビタミン類ではＢ12を除くＢ類が多く２・２㎎のＥと相まって疲労回復、血行不良、不眠などに効果的。ミネラルは全て豊富で鉄分は６・５㎎と種実類の中でも多く、貧血、虚弱で低血圧の人の改善に役立つ。７・７㎎と多い亜鉛は、男子のテストステロンや精子の合成に不可欠なミネラル。味覚障害を防ぐ。カルシウム（44）、カリウム（８４０）、マグネシウム（５３０）、マンガン（４・３いずれも㎎）は骨や歯を丈夫にし、人体の抗酸化作用や抗ストレス作用を強化する。

かぼちゃ種子エキスは過敏膀胱や初期の前立腺肥大における排尿障害に効果が認められており ドイツ国内では医薬品として販売されているという(小林製薬『からだ情報/すこぶる』別冊)。

また尿道括約筋の働きを良くする作用があるため、女性に多い腹圧性尿失禁や頻尿、残尿感などの過敏膀胱の症状を改善する作用があることが分かっています。他の有効成分である植物ステロールなどの働きによって抗炎症作用、抗菌作用、膀胱組織の強化などさまざまな働きがあるといわれていて、悩みを持つ人たちの頼りになる食品であり、薬でもある。

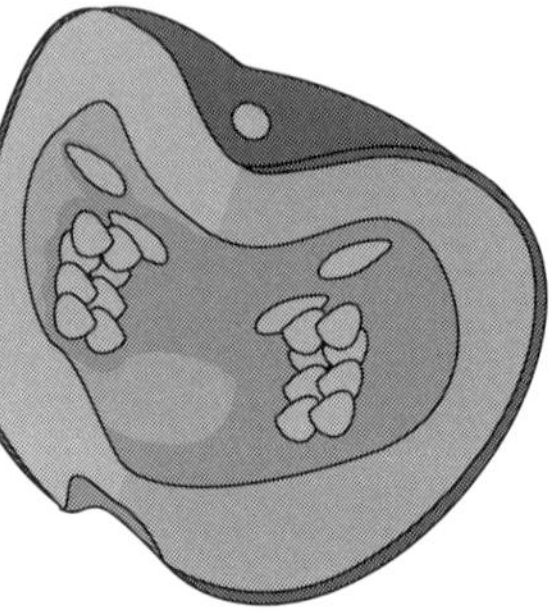

(72)種実類④　ぎんなん

ぎんなん　イチョウ(イチョウ科イチョウ属)の木の実。秋、イチョウの葉が黄色く色づく頃、ぎんなんも完熟する。

イチョウの木は、生きた化石と呼ばれ、約1億5000万年前の恐竜時代には、世界各地に17属が存在していたという。氷河期に殆どが滅亡し、生き残ったのは中国に一種だけ、日本にも中国から伝わり、植木や街路樹として、多く見られる。中でも関西では、御堂筋のイチョウ並木の、新緑と黄葉の時季の見事さは、素晴らしい!の一言に尽きる。

〔ぎんなんの栄養成分〕(可食部/生100g当り)

たんぱく質4・7g、脂質1・7g、炭水化物38・5g、半分以上53・6gが水分。ミネラル(mg)はカリウム700、マグネシウム53、鉄1・0、亜鉛0・4、銅、マンガンなど。ビタミンはβ-カロテン当量290μg、レチノール当量24μg、E3・6mg、Cは多く23mg、脂肪酸は1・21mgを含有。豊富な栄養価を有する食品と言えます。

〔主な生理機能成分〕

ぎんなんの薬効は漢方では古くから知られ、現在も多くの漢方薬に使われている。肺に作用して咳を緩和し、ぜんそくの改善に役立つ定喘湯《ていぜんとう》。膀胱《ぼうこう》を緩め尿意を抑える働きがあることから、頻尿や夜尿症の改善に利用されている。咳や気管支炎には煎ったぎんなんを水煮したもの、頻尿、夜尿症には煎ったものを5～6個食べるのがよいそうです。

β-カロテンやビタミンCが多く、癌や病気の原因となる活性酸素を抑制するため、癌予防に有効と考えられている。免疫力を高め、病気にかかりにくくする働きも期待できる。

また豊富なカリウムが体内のナトリウム（塩分）を伴って排出するので、高血圧予防に有効である。豊富なビタミンB類とナイアシン・葉酸・パントテン酸のB複合体の作用で、疲労の回復を速やかにし、体に活力をつける。

苦み成分のアルカロイドには癌を抑制する作用が大いに期待されるが、食べ過ぎると消化不良を起こしやすいので注意が必要です。

⑺ 種実類⑤　栗

栗　日本で栽培されている日本ぐりの原産地は、日本から朝鮮半島南部。青森県にある約５５００年前の三内丸山遺跡に栽培跡が残っており、縄文時代には既に栽培が始まっていたとされる。

柴ぐりは北海道西南部から九州まで、山野に自生する。小型だが品種改良のもととなる種類。筑波《つくば》と銀寄《ぎんよせ》は全国的に普及し、栽培されている。共に大型で、甘味が強く良質な果実。

栗の栽培は、そう難しくない。背丈位の苗木を丘の赤土に植え込み、根元半径50㎝位に丸く土を掘り寒肥を施し、土で蔽う。これを3、4年続けるうちに花が咲き実がなる。木の育ちと共に実も多く、甘くなる。大粒で、とても甘い。懐かしい思い出がある。

中国ぐりは日本ぐりに比べて小粒で甘味が強く、渋皮がはがれやすい。焼きぐり「天津甘栗」の材料である。

〔主な栄養成分〕（日本ぐり生、可食部１００g当り）

たんぱく質2・8g、脂質0・5g、炭水化物36・9g。アミノ酸スコアは69。立派な数字。救荒種実たる所以。ミネラルはまんべんなく含むが、カリウム４２０㎎、鉄、亜鉛、銅、マンガンが生の種実としては多い方だ。ビタミンも豊富に含まれ、特にCは33㎎と多い。でんぷん質に包まれているので加熱によって失われる心配がない。Cは肌を美しく保ちウイルスに対する免疫力や抵抗力をつけてくれるので、美肌や、風邪予防などに効果的。体内の糖質をエネルギーに変える際に必要なビタミンB1を含む、エネルギー代謝を促進します。

〔生理機能成分〕

栗の渋皮にはポリフェノールの一種であるタンニンが含まれている。この虫害を防ぐためのタンニンは抗酸化作用が強く、抗癌作用、殺菌作用があり、抗生物質が効きにくい細菌、コレラ菌、インフルエンザウイルスなどの繁殖を抑制する効果がある。また脂肪や糖分の吸収を阻害し、コレステロール値や血糖値を低下させ、高血圧や糖尿病の予防に役立つ。健康に良い、有効な嗜好食品の一つとして味わっていきましょう。

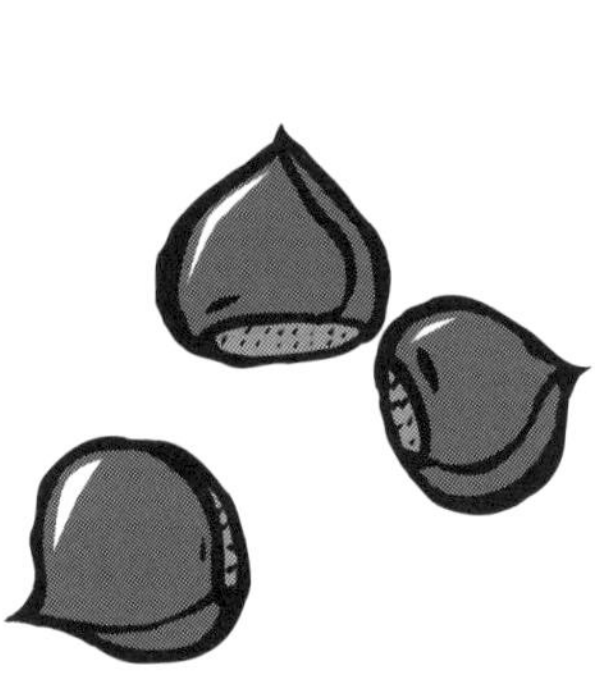

(74) 種実類⑥ クルミ

クルミ　クルミ科クルミ属の落葉高木の総称。ここで取り上げるのは、その食用果実。「おにぐるみ」は日本原産、沖縄を除く国内各地に自生し、栽培もされている。幹は高さ20m以上にもなる。雌雄同株で、雄花は緑色、雌花の花柱は赤色を帯び、6月頃咲き、秋、堅い実を結ぶ。種子は薬用又は食用にし、搾って油をとる。北半球の温帯地域に分布。食用の歴史は紀元前に遡り、最古のナッツといわれ、日本でも縄文時代には食べられていたといわれている。食用としてわが国に輸入されている大半がカリフォルニア産の「ペルシアぐるみ」である。

〔主な栄養成分〕（可食部炒り100g当り）

たんぱく質14・6g（アミノ酸スコア42）、脂質68・8g、炭水化物11・7g。無機質（いずれも㎎）はカリウム540、カルシウム85、マグネシウム280ほか、いずれも豊富に含まれている。ビタミンもCとDは皆無、他は種実類としては、豊かに含有されている。主成分は脂質で、70％以上がリノール酸やγ《ガンマ》-リノレン酸などの不飽和脂肪酸が占めている。良質のたんぱく質であるグルテリンも豊富で、消化吸収も容易なので、体全体の機能アップに有効。高血圧予防に役立つカリウム（85㎎）やマグネシウムも多く含まれている。豊富なビタミンEは過酸化脂質の生成を抑制し、動脈硬化や細胞老化を抑える働きがある。疲労回復を促すビタミンB1や、成長を促進し、体力をつけるビタミンB2も含み、体力の維持増進が期待できる。ただし、エネルギー量が高いので、食べ過ぎには、注意が必要である。

〔生理機能成分〕

必須脂肪酸の一つであるリノール酸は、コレステロール値を低下させ、適量を摂取すれば動脈硬化を予防する。しかし、摂り過ぎると血栓の原因となり、癌の恐れも生じる。含まれるγ-リノレン酸も必須脂肪酸の一つ、生体調整のホルモンの材料となり、体組織全体の機能を維持・調節する。コレステロール値を低下させ、血行を促進し、血糖値、血圧を正常に保つ。ぜんそく、腰痛、頻尿、便秘等に効果があり、認知症にも有効といわれている。

(75)種実類⑦　ゴマ

ゴマ　原産地はインド、エジプトといわれている。わが国へは奈良時代に仏教とともに伝来、禅僧の精進料理の材料として多く利用され、肉食を禁じられた禅僧にとっては、貴重なたんぱく源だったといいます。

現在は中国、インドが主産地となっている。

ゴマには白ゴマ、黒ゴマ、金ゴマなどの種類がある。白ゴマは油脂分の含有が多いため、ゴマ油の原料として使われている。食用に用いられるのは、主に黒ゴマで栄養価も高く、機能成分も豊富である。金ゴマは3種の中で香りが高く、懐石料理などに用いられている。

〔ゴマの栄養成分と機能成分〕

ゴマは古くから滋養強壮食品として知られている。漢方では主に黒ゴマが用いられる。黒ゴマには、血液をふやし、全身の機能を高める作用、肉体の老化を防いで生命力を高める作用が認められています。豊富なビタミンB類とE、骨を強くするカルシウムとマグネシウム、貧血を予防する鉄など豊かなミネラル、オレイン酸やリノール酸などの不飽和脂肪酸、アミノ酸スコア50のアミノ酸などをバランス良く含む強力な健康食品です。

ゴマにはこのほかにも多種の有効機能成分が含まれていることが分析方法の進歩により明ら

かになっている。なかでも特有の成分がゴマリグナン。これはゴマに含まれる抗酸化成分の総称で、その種類にはセサミン、セサモール、セサミノール、セサモリノール、セサモリンなどがある。これらはゴマを炒《い》ったり擂《す》ったりすることで化学変化が起き、いろいろな成分に変化した結果です。ゴマリグナンの50~60%を占めるセサミンは、ゴマの繊維質が分解されてできるリグナン類の一種。胃腸で分解されずに、肝臓とつながっている門脈で吸収されるため、肝臓に直接作用するのです。体内でも活性酸素の発生率が高い肝臓で、活性酸素を除去する働きをするので肝機能の強化に有効。また、善玉コレステロールを増やし、悪玉コレステロールを減らす作用もあり、ビタミンEと共働して強力に活性酸素を除去し動脈硬化予防に効果がある。

(76)種実類⑧　くこの実

くこの実(枸杞子《くこし》)　くこは山野の自生するナス科の落葉小低木。葉は柔軟で、節にトゲがある。夏、葉腋に淡い紫色の五弁の花を開き、秋に楕円形《だ》の赤い果実をつける。この乾燥果実が枸《く》杞子《こし》として珍重される。葉(枸杞葉)、根皮(地骨皮《じこっぴ》)と共に漢方の生薬として用いられている。なかでも枸杞子には、すぐれた薬効作用が認められるため、古来、不老長寿の妙薬といわれている。

〔栄養成分と機能性成分〕

くこの実には身体の成長に欠かせないアルギニンやグルタミン酸、アスパラギン酸などの必須アミノ酸5種を含んでいる。また消化器系の分泌や運動を促進するベタインというアルカロイドの一種を含み、間接的に胃腸病の改善に効果がある。ほかに、ゼアキサンチン、フィリエンなども含み、強壮効果が期待できる。その上、目にも良い。ビタミンB1、B2、ルチンなども含まれ、血管を丈夫にして高血圧の改善、動脈硬化予防などに役立つ。また肝細胞への脂質沈着を抑えて脂肪肝を防止し、肝細胞の新生を促進して肝臓を保護する作用がある。血糖降下作用があり糖尿病を予防する。膝や腰の痛みも緩和する。中国の古い薬学書には命を養う薬として紹介され、滋養があって老化防止に効く不老長寿の妙薬とされている。

この枸杞子を日常的に賞味する方法は、ティータイムのおともとして松の実と半々くらいで楽しまれるか、食前酒の〝つまみ〟として利用する方法がある。お酒の好きな方は、少し手間をかけて、自前で枸杞酒を作ってみられたら如何でしょうか。

くこ酒の作り方

材料　枸杞子　170g

焼酎（お好みのもの、又はホワイトリカー）1ℓ

グラニュー糖　80g

蜂蜜　30〜50mℓ

枸杞子以外は大凡《おおよそ》で結構です。

半月以上漬ければ飲めるようになる。飲み方の標準は、一回20〜25mℓ（小ぐい呑み一杯）を一日2回朝夕、食前か食間に。

枸杞子は中国産の鮮紅色のもの。清荒神参道に2軒の種実店あり。お好みの店で、どうぞ。

⑺ 種実類⑨　かやの実、しいの実、とちの実

かやの実　かやは、イチイ科カヤ属の常緑高木。幹の高さは約20ｍ、周囲３ｍにもなる。雌雄異株。

東北地方から屋久島まで分布。４月頃に開花し、秋、広楕円形の実をつける。種子の胚乳を食用にする。独特の芳香があり、炒って、そのまま食べるほか味噌汁の具にも利用する。

炒った状態で、脂質64・９％、ビタミンＥ（以下１００ｇ当たり）35・６㎎、ビタミンＢ類73㎎と多く、良質の脂質と有効なビタミン類により体内の活性酸素除去、疲労回復、血行障害の改善によく働き、肩こりや冷え症の症状を和らげ老化を防止する。

しいの実　しいは、ブナ科クリカシ属の常緑高木。暖地特に海岸付近に多く、うっそうとした人木になる。５、６月頃、強い香りのある小さい花を雌雄別種の穂状《すいじょう》花序につける。実は翌年の秋に実り、先のとがった卵円形となる。種皮は褐色で、これを取り除いた白色の子葉を食用とする。水分が37・３％と多く、脂質、たんぱく質は少ないが、炭水化物（57・６％）に富み、病後のエネルギー源によい。渋味が少なく、栗に似た甘味と食感があり炊き込みご飯にも向く。生食も可能だが炒ると風味が増す。無機質、ビタミンとも種類は豊かだが多くない。ただビタミンＣは１１０㎎と種実類でトップの数字を示す。

とちの実　とちの木は、トチノキ科トチノキ属の落葉高木。各地の山地に自生、高さは約25ｍにもなる。5月頃、白色に紅のかかった花を多数つける。雌花・雄花の別があり、また両性花もあるという。

果実は円錐形で光沢のある褐色の種子を持つ。種子はアクと渋味が強く生食はできない。アク抜きしてでんぷんを取り、とち餅、とち粥、ゆべし等にする。栄養素は水分が多く、たんぱく質1・7、脂質1・9、炭水化物34・2（いずれも％）と栄養成分に乏しくビタミンも少ない。無機質はカリウムが1900㎎で、種実類№1。余分な塩分の排出を促し血圧を安定させる。民間薬として胃痛に内服。水虫薬として外用される。

（78）種実類⑩　はすの実、ひしの実

はすの実　はす（蓮）は、はちすの略。スイレン科の多年草で、インド原産。日本には、古く大陸から渡来。池沼・水田などに栽培する。長い節くれ立った根茎を伸ばし、先端に行く程肥大し、ひげ根を出す。葉は水面に抜き出て、円く楯形で直径60㎝内外に達し、長柄を持っている。夏、白色またはうすくれない色の花を開く。堀や池のあちこちに咲いている景色は、まるでお伽話か浄土の世界。

果実・根茎（レンコン）を食用とする。完熟した種子は固い種皮で蔽われ、１０００年以上も発芽能力を失わない強い生命力を持つ。成熟果実を漢方では「蓮実《れんじつ》」といい殻をはぎ取った果肉を蓮子《れんし》又は蓮肉《れんにく》と呼び、滋養強壮、鎮静作用などがある。柔らかくもどして、中華料理やお菓子の餡、シロップ漬けに使う。

〔はすの実の栄養成分〕（殻及び薄皮廃棄後の１００g中）

炭水化物14・9、たんぱく質5・9、脂質0・5、他は灰分と水分。たんぱく質と脂肪酸に富んだ水分の多い炭水化物で、ビタミンA、E、Kを含み、ビタミンB類、Cも種実としては豊富に含み、無機質もカリウム、マンガンが目立つ。脂肪酸の種類も多い。只、手に入れにくく、まだ実際に味わったことがないのが残念。

ひし（菱）　ヒシ科の一年生水草。池沼・河川に自生。根は泥中にあり、葉は水面に浮き、菱形で、葉柄は浮嚢状にふくらむ。夏、白色四弁の花を開き、鋭い角《つの》状の突起のある堅果を結ぶ。種子は食用にするが尖った果皮に包まれ、むきにくく食べごたえがない。栗に似た味だが、水っぽく、子供だったので、とても面倒で、余りおいしくなかった記憶がある。

〔ひしの実の栄養成分〕（果質50％廃棄後の100ｇ中）

炭水化物40・6、たんぱく質5・8、脂質0・5、灰分1・3、水分51・8となっている。カリウム、マグネシウム、鉄、亜鉛がまずまず。ビタミンEは9・9㎎、B類、Cもそこそこで脂肪酸は0・54ｇのはすに対し0・41ｇ。とにかくもう一度賞味したい。

何とか購買先を探し、はすの実の種子力、ひしの実の忍耐力を試してみたいもの。

（79）種実類⑪　松の実

松の実（海松子《かいしようし》）　松かさの中に入っている松の実。もっとも、松の中でも、実が食用とされる種類は限られている。

朝鮮五葉《ごよう》は朝鮮半島に、台湾赤まつは台湾、中国東部、ベトナムに、かさまつは地中海地方に分布する。わが国では主に中国、韓国からの輸入品が賞味されている。

茶色い薄皮をむき、炒《い》って塩味をつけたものが、おつまみやおやつとして食べられている。食前酒のつまみとしては最高だと思います。生のものはフライパンで炒って、サラダにふりかけたり、スープやおかゆに入れて煮込むと旨味がでます。

中国では昔から薬用効果が珍重され、「丸めたものを長く服用すると仙人になれる」といった記録があるほど、滋養強壮作用にすぐれた食品として知られています。ただし、カロリーが高いので、食べ過ぎに注意し、酸化が早い食品でもあるので、長期の保存は避け、早く食べるように心掛けましょう。

〔松の実の栄養成分〕（炒ったもの可食部100g当たりg）

水分1・9、たんぱく質14・6（アミノ酸スコア56）、脂質72・5、炭水化物8・1、灰分2・9と脂質が70％を越えているが、脂肪酸の内訳は飽和5・80、一価不飽和20・26、多価不飽和41・48、

n－3系多価不飽和0・18、n－6系多価不飽和31・36（100g当りg）と70％以上が不飽和脂肪酸であるリノール酸が占めるため、コレステロール値を抑える働きがあり、血液をサラサラにして動脈硬化を予防する。ビタミン類はA、Dが含まれていないがEは25・2㎎、Kは27㎎と多く、水溶性ビタミンもB12、Cを除き豊富に含まれている。豊富なビタミンEが老化防止、血行促進に働き、美肌効果も期待できる。鉄分も多く貧血予防に有効。豊富なカリウムがナトリウムの排出を促すため、高血圧予防にも効果がある。

洋の東西を問わず松の実の人気は高い。イタリア語では「ピノーリ」といい、パスタや肉料理のほかデザートに幅広く使われる。バジルと松の実とニンニクを混ぜたソースはジェノベーゼと呼ばれ、よく知られている。

（80）種実類⑫　らっかせい（ピーナッツ）

らっかせい（ピーナッツ）　豆科ラッカセイ属。収穫期は秋から冬。関西では、畑に生えているところを見たことがない人が多いでしょう。私もそうですが。

南京豆と呼ぶ方《かた》が、関西に多い気がする。

南米原産で紀元前から自生していたといわれる。世界に広まったきっかけは、コロンブスの新大陸発見。彼が現地の人からピーナッツの存在を教えられ、以来航海中の食料としても重宝したという。日本には江戸時代初期に中国より伝わった。千葉県が主産地として知られている。

花の茎部が地中に伸びて実がなる。殻皮のまま炒ったものがおつまみやおやつに好まれる。

〔らっかせいの栄養成分〕（可食部１００ｇ当り／乾）

たんぱく質25・８ｇ（アミノ酸スコア58）、脂質47・５ｇ、炭水化物18・８ｇ。無機質はカリウム７４０、カルシウム50、マグネシウム１７０、リン３８０、鉄１・６、亜鉛２・３（いずれもmg）。ビタミンはＥ類16・８、Ｂ10・85、Ｂ20・10、ナイアシン17・０、葉酸76、パントテン酸２・56（いずれもmg）と立派な数字。

　らっかせいに含まれている脂質は一価不飽和脂肪酸が豊富なため、悪玉コレステロールを減らし動脈硬化予防に適している。豊富なカルシウムとマグネシウムが相俟《ま》って骨の強化に役立つ。またビタミンB群の一つであるコリン、レシチンを含み、物忘れや記憶力の低下を予防するのにも有効です。豊富なビタミンB類とビタミンE類は血行をよくし、身体の老化を防ぎます。また女性の美肌づくりにも大いに役立ちます。ビタミンEには活性酸素の害から体を守る作用もあり、抗酸化作用のあるサポニンとともに、癌などの生活習慣病予防が期待できます。肝臓の働きを助けるメチオニン、二日酔いを防ぐナイアシンを含むので、日本酒、ビールだけでなく、洋酒等のつまみに最適といえます。茶色のうす皮には、リグニン類が含まれているので、らっかせいをうす皮のままで食べると本来持っている抗酸化力が倍増します。

（81）種実類⑬　ひまわりの種

ひまわりの種　キク科ヒマワリ属一年草の種子。原産地は北アメリカ。紀元前から食用や薬用などに使われていたという。

コロンブスの新大陸発見を機にヨーロッパに伝わる。わが国に伝わったのは17世紀頃。初めは観賞用として普及し、食用としての栽培が広まったのは、1970年代も後半のこと。

搾油用とお菓子などに使われる食用との2品種に大別され、観賞用は、また別の種類である。食用として出回っているひまわりの種は、むき身をフライし、塩で味付けしたものです。

〔ひまわりの栄養成分〕（100g当りフライ、味付け）

たんぱく質20・1g、脂質56・3g、炭水化物17・2g、その他水分と灰分。無機質はナトリウム250、カリウム750、カルシウム81、マグネシウム390、鉄3・6、亜鉛5・0、銅1・81（いずれも㎎）。ビタミン類もE14・0、B類3・15、ナイアシン6・7（以上㎎）、葉酸280μg、パントテン酸1・66㎎といずれも見事な数字を示しているのに驚く。この無機質とビタミンの数字に気付いて、なじみのうすい「ひまわりの種」の稿を省くことができなくなりました。

それだけではありません。脂肪酸のうち飽和脂肪酸は5・68gなのに対し、一価不飽和脂肪酸は12・87g。n－3系とn－6系の多価不飽和脂肪酸28・31gと素晴らしい数字を示すことです。

これらのリノール酸の働きで血中のコレステロールと結合し、乳化、排泄しやすくし、動脈硬化を予防します。種実類でダントツの葉酸は、アミノ酸代謝にかかわるビタミンで免疫力を高め、貧血を予防し、増血にも働きます。胃腸の健康を保ち、健康な皮膚を作るのに欠かせない栄養素でもあります。また発育を促進する作用があるので妊娠中や授乳中の女性には、おすすめできる食品です。なお、豊富なビタミンEも、血行をよくするため、細胞老化を予防し、美肌効果も期待できる。女性にとって嬉しい食品ということができます。ただ、栄養価が豊富すぎるので、食べ過ぎには、充分ご注意下さるよう。

（82）種実類⑭　麻の実、けしの実、西瓜の種

麻の実　麻は中央アジア原産雌雄異株。夏、葉腋に単性花をつけ、おのみを結ぶ。麻の実は生薬の麻子仁《ましにん》として調剤される。麻子仁には陶酔成分は無く、穏やかな作用の便秘薬として使われる。たんぱく質が豊富で、脂肪酸などの含有バランスも良いため、食用可能であり、香辛料（七味唐辛子に含まれる）や鳥の餌《えさ》になる。実を搾り油をとる。

麻の実には、無機質ではマンガン、ビタミンではDとB12を欠くが、豊富な無機質とビタミンを含有し、必須脂肪酸もバランスよく含まれ、食物繊維の総量も種実類で第1位を示し、胃腸の働きを活発にし、老化防止、女性の美肌維持に役立つ。

けしの実　けしは、ケシ属の一年草。西亜・東南欧原産。5月頃、白・紅・紫などの4弁花を開く、果実は球形。未熟の果実の乳液から阿片・モルヒネを製造。このため、現在、一般の栽培は禁止されている。私は昭和10（1935）年頃、けし畑にボールを探しに入って、けしを見た記憶があります。大きな白い花が咲いた茎があり、坊主頭のような白い実のついた茎もあり、実には茶色の大きな傷がつけられていました。この乳液から阿片がとれ、それを精製してモルヒネを作る。

種子は煎《い》ると香ばしく、パンやケーキに振りかけたり、七味唐辛子に混ぜるなどして使われ

る。けしの実は長年にわたって食用に供されてきた歴史があるため、規制の対象とはなっていない。

西瓜の種　西瓜はウリ科の一年生果菜、またその果実。その西瓜の種子（果実西瓜については連載32参照）。その種は煎って味付けしているとはいえ、果肉に比べて、極めて豊富な無機質とビタミンを含有することに驚く。まず果肉と種子に含まれる無機質では、カリウム１２０対６４０、カルシウム４対70、マグネシウム11対４１０、鉄０・２対５・３、亜鉛０・１対３・９（何れもmg）。ビタミンについても同様。ただしビタミンＡについては、８９９対８（μg）と全く逆。果実の実力！　何とか西瓜の種を売っている店を探したい。

(83) 海藻類① こんぶ

こんぶ コンブ属の褐藻《かっそう》の一群の総称。日本で採れるこんぶは、寒流水域の三陸海岸から北の水深10m前後の岩に群生しており、食用のこんぶは、えながおにこんぶ(通称らうすこんぶ)、ながこんぶ(沖縄で食す)、まこんぶ、みついしこんぶ(通称ひだかこんぶ)、りしりこんぶ等々多種あります。

アメリカでは、海藻類を「海の雑草」と呼んでいましたが、低カロリーで高栄養の良さを認め、「海の野菜」と呼んで積極的に摂取するようになってきたそうです。日本でもこんぶを栄養満点の海の野菜の王様として、おめでたいとして珍重するだけでなく、家族の健康増進のためにダシ取りだけでなく日常の食材として愛用してほしい。

〔こんぶの栄養成分〕(まこんぶ素干し100g中)

無機質カリウム6100、カルシウム710、マグネシウム510、鉄3・9、亜鉛0・8、銅0・13、マンガン0・25(以上㎎)と高い値。ビタミンについても、B12は皆無だがβ-カロテンは1100㎍を示し他のビタミンも脂肪酸も多く、有効な食物繊維も27・1gを占める。

〔こんぶの機能成分〕

アルギン酸 こんぶのヌルヌル成分で水溶性食物繊維。コレステロールや糖質の吸収を阻害し、動脈硬化、糖尿病を予防し、癌細胞の増殖を抑制し、胃腸の粘膜を保護する。

フコイダン　同じく水溶性食物繊維で、抗癌・抗菌作用を有し、免疫機能を向上させ肝機能を強化する。血圧の上昇を抑制し血栓防止作用を持つ。

フコキサンチン　カルテノイド系色素の一種で活性酸素（悪玉の酸素）を消去し、癌を抑制する。この抗癌作用は、β-カロテンより強いとされる。

ヨード　海藻類からしか取れない成分だが、こんぶにはヨードが最も多く含まれている。ヨードは甲状腺ホルモンの分泌を促し心臓や血管の活動、体温の調節などをスムーズにして新陳代謝をよくし、子どもの体や知能の発達を促す作用がある。

◇新年※おめでとうございます。

今年も皆様のご健康と健食に少しでもお役に立てれば……。

※ 2012年1月

（84）海藻類②　のり

のり（海苔）　のりには日本周辺に約30種数見られるウシケノリ科アマノリ属を中心に沢山の種類があります。

養殖種の多くを占めるスサビノリや岩に繁茂するためイワノリとも呼ばれるマルバアマノリなど。江戸初期から干しのりとして有名な浅草のりもこの一種だが、近年アマノリは有明海や瀬戸内などの生産地での不作が問題になっている。

和歌浦湾にのり粗朶《そだ》（葉をそいだ竹の枝で、のりを着生させる）が立っていた1930年頃、のり採りに行く小舟に乗せてもらったこと、布引（現在和歌山市）の伯父夫婦が四角い木の舟に入れたのりを漉《す》いて小さい木枠に取り脱水し、小さい簀子《すのこ》に移し、できた沢山の簀子を大きな木框《わく》に翳《かざ》し、浜で天日干しにする作業に見入った幼時を思い出す。

【のりの栄養成分】（干しのり状、アマノリ100g当り）

のりはビタミンやミネラルなどの栄養成分が凝縮された高密度栄養食品です。ビタミン類ではDは皆無ですがそれ以外のビタミンは極めて豊富。特に体内でビタミンAに変わるβ‐カロテンを極めて多く含むため、皮膚や目の角膜、口腔、胃腸などをおおう上皮組織の分化に働き、粘膜を健康に保つ。不足すると目は潤いをなくし、肌がかさつき消化器官も損なわれ、風邪をよく引くようになる。カロテンは活性酸素から体を守り発癌を予防する。また悪玉コレステロールの酸化を防ぎ、動脈硬化の予防に役立つ。豊富なビタミンB12は葉酸と協力して赤血球の産生に働くほか、神経を正常に働かせ、悪性貧血を防止する働きがある。

〔生理機能成分〕

豊富なヨウ素は代謝を促進する甲状腺ホルモンであるチロキシンの材料となり、発育促進、心身の健康に不可欠。豊富な脂肪酸、特にEPA（エイコサペンタエン酸）は血栓形成を抑え、血液の流動性を高め、動脈硬化、高血圧を予防し、アトピー性皮膚炎、ぜんそくなどのアレルギー症状を緩和・改善し癌を抑制する。

その予防・改善作用はDHAより強いとされている。

(85) 海藻類③　てんぐさ

てんぐさ(天草)　海産の紅藻類。干潮線付近の岩の上などに着生する。ところてんや寒天の原料で、てんぐさとは「ところてんぐさ」の略。日本産のてんぐさ類は17種類。世界では70種程度が知られている。通常は全長約10～30㎝程だが、ときに1mを超えるものもある。

〔種類と仲間〕

・まくさ　てんぐさの中で最も一般的。寒天の原料として最適。伊豆で採れるものは特に質がよいとされる。日本各地に分布する。

・ゆいきり　藻の先がにわとりの足のように枝分かれしていることから「とりあし」とも呼ばれる。

・おにくさ　関東以南の太平洋岸、九州などに生息。のり分を多く含み、これを原料にすると硬い寒天ができ上がる。

てんぐさを日光にさらして漂白し、そのあと煮出して煮汁を固めたものが、「ところてん」。そのところてんを切り、凍結させたのち解凍させ、さらに乾燥させたものが日本の特産物「寒天」である。

〔てんぐさの栄養成分〕(可食部100g当り／素干し)

ミネラル（いずれも㎎）はカリウム３１００、カルシウム２３０、マグネシウム１１００、鉄6、亜鉛3、銅0・24、マンガン0・63と極めて豊富に含有し藻類中でも優等生。ビタミンについては、A、D、Eはまずまず、Kは７３０㎍で、他のビタミンもCは0だが、E類は豊富。脂肪酸は含まないが、食物繊維は47・3ｇと多く含まれ、有効な機能成分と相俟って、癌や高血圧、高コレステロール血症の予防に有効。動物性たんぱく質や脂肪を多く摂取しがちな人は、特に、ところてんの酢のもの、サラダ、寒天の寄せものなどを日常に取り入れれば、無理のないダイエットが可能。

〔主な生理機能成分〕

・アガロース　寒天の主成分で水溶性食物繊維の多糖類。体内の老廃物を排出し、腸内環境を整え、便通を促進。動脈硬化を防ぎ、糖尿病、高血圧などの生活習慣病を予防する。

・アガロペクチン　アガロースに似た水溶性植物繊維の多糖類で同様の有効な働きをする。

（86）海藻類④　ひじき

ひじき　海産の褐藻、円柱状で数回分枝。全長20㎝から100㎝。北海道南部から九州にかけての太平洋側、瀬戸内海及び九州沿岸、兵庫県から西の日本海側などに広く分布。食用の痕跡が縄文時代の貝塚から発見されている。渋味が強いので、採れたままでの生食はしない。生ひじきとして売られているのは、数時間水煮して渋味をぬいたもの。これを乾燥させると長期間保存でき、食品として流通している。仲間にほんだわらがある。ひじきが、ホンダワラ科ヒジキ属と分類されるように、本家すじ。長さ3ｍに達し、枝は柔軟で、葉は竹の葉に似て、浅い切れ込みがあり、別に楕円形または卵形の気胞を持つ。古来、新年の飾り物、食用、肥料として用いられる。また焼いてカリ肥料を採る。類似した種類も多い。汁ものや酢のものなどに使われる。その他に、やや赤みがかったあかもくや先端が細かく枝分かれしたやつまたもくなどがある。

〔ひじきの栄養成分〕（煮熱後乾燥100ｇ当り）

ミネラル成分ではカリウム4・4、カルシウム1・4、マグネシウム0・62（以上何れもｇ）、鉄55、亜鉛1・8、銅0・18、マンガン1・72（以上㎎）。中でも、カルシウムの含有量は海藻中でトップ。ビタミンはβ-カロテンが3・3㎎と桁違いに多くEも1・1㎎、Kも320㎍と高い。B類も豊富。脂肪酸にも富み、食物繊維は43・3％と40％以上含有し、正《まさ》しく優良な健康食品。

その上、ひじきはカリウム、カルシウム、マグネシウム、鉄等のバランスが抜群で、貧血や骨量が減少する更年期以降の女性の最高の味方。骨粗しょう症の予防と治療に最適、また精神安定の作用があり、イライラや不眠の解消に良い。

〔主な生理機能成分〕

・フコキサンチン　カロテノイド系色素の一種。活性酸素を消去し癌を抑制する。
・フロログルシノール　ポリフェノールの一種。同一の働き。
・アンギオテンシンⅠ変換酵素阻害因子　血圧を上げるホルモンの生成を抑制、高血圧を予防する。

(87)海藻類⑤ もずく

もずく 別名もぞこ、もくず、はなもずく、すのり。海産の褐藻。姿は糸状、甚だしく分岐し、滑らかで粘っこい。静かな内海のひじきやほんだわら等の海藻に付着して成長することから、「藻《も》付《ず》く」と呼ばれてきましたが、現在はロープなどに付着させる養殖が一般的。保存性を高めるため塩蔵品が市場に出回るが、生ものと比べても栄養価は殆ど変らない。

沖縄で養殖されている太めの沖縄もずくが、もずくとして流通されることが多くなり、本来のもずくはほそもずくやきぬもずくとして売られている。

〔もずくの栄養成分〕(塩蔵塩抜き沖縄もずく可食部100g当り)

水分が96・7%を占め、たんぱく質0・3g、脂質0・2g、炭水化物2・0gのみ。ミネラルはナトリウム240mg、カリウム7mg、カルシウム22mg、マグネシウム21mg、鉄0・2mg、銅、マンガン共に0・01mg。ビタミンAはβ-カロテン220μg、クリプトキサンチン4μgでレチノール当量(ビタミンA相当量)として18μg、Eはαトコフェロール0・1mg、B2は0・09mg、葉酸2μg。このビタミン、ミネラル、ぬめり成分などのコンビネーションが、もずくの不思議な力の源泉である。

〔もずくの機能成分と働き〕

もずくはカルシウム、微妙なミネラル類、活性酸素を消去するβ－カロテン、カロテノイド系色素の一種フコキサンチンを複合的に含むため、その抗癌作用は一段と強く、癌を予防する強い働きがある。

もずくの更なる特質は、ぬめり成分である多糖類フコイダンを含有することである。フコイダンは水溶性食物繊維で、抗癌抗菌作用のほか不必要なコレステロールを取り込んで排出したり、肝機能強化などにも有効で、血栓の発生を防止する作用も強く高血圧や動脈硬化のリスクを大きく引き下げる。

さらに癌細胞の活動を抑えるセレン（元素の一つ、原子番号34）を含んでいる。その上、セレンの働きを助けるビタミンEも含むので、癌予防上、ダブルの効果が期待できる。

（88）海藻類⑥　わかめ

わかめ　別名、にぎめ、めのは。海産の褐藻。長さ約1m。産地は北海道の西海岸から九州まで。特に潮の流れの激しい鳴門海峡の鳴門わかめ、三陸外海の南部のわかめが有名。

養殖は50年程前から盛んになり、現在は養殖ものが大半を占める。広がった葉体とくきわかめと呼ばれる茎、成熟するとできる胞子葉のめかぶを食用とする。流通するわかめは、生わかめ、干しわかめ、塩蔵わかめがある。生わかめといっても、海から刈り取られたままではなく、湯通ししたものである。

〔わかめの栄養成分〕（原藻、生、可食部100g当り）

水分が89・0、たんぱく質1・9、脂質0・2、炭水化物5・6、ミネラルはナトリウム610、カリウム730、カルシウム100、マグネシウム110、鉄0・7、亜鉛0・3、銅0・02、マンガン0・05（いずれもmg）。ビタミンはA79μg、E0・1mg、K140μgでB類も豊富でCも15mgは立派。

〔わかめの機能成分と働き〕

注目される機能成分は、ぬめり成分のアルギン酸やフコイダンなどの多糖類とヨード及びフコキサンチンです。

・アルギン酸　ヌルヌル成分で腸内のナトリウムと結合し体外に排泄させる働きがあるので、塩分の取り過ぎを防ぎ、血圧の上昇を抑え、高血圧や動脈硬化の悪化を防ぐ。
・フコイダン　同じく水溶性食物繊維。抗癌抗菌作用のほか、不必要となったコレステロールも取り込んで排出し、肝機能強化に有効で、血栓発生防止の作用も強く、血圧の上昇を抑制し、動脈硬化のリスクを大きく引き下げる。
・ヨード　新陳代謝を促進する甲状腺ホルモンであるチロキシンの材料となるミネラルで、細胞を活性化させ、病気に負けない抵抗力を養う成分です。ヨード不足による甲状腺ホルモンの障害を持つ人は進んで摂取する必要がある。
・フコキサンチン　こんぶ、ひじきにも含まれる成分。カルテノイド系色素の一種で抗癌作用はβ-カロテンより強い。

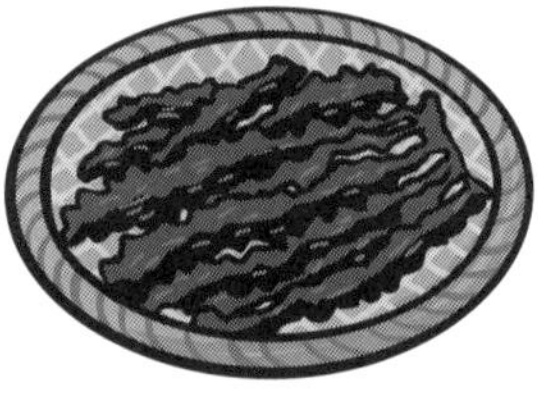

(89)年始特載※　七草粥

七草粥《ななくさがゆ》　日本が中国と戦争を始める前、１９３５(昭和10)年頃までは、どこの家でも元日(新正月か旧正月)には、その家流の雑煮を祝い、７日には、健康を願い「七草粥」をすすりました。よく行くスーパーでは、年末年始にかけて、七草粥の材料として春の七草(せり、なずな、ごぎょう、はこべ、ほとけのざ、すずな、すずしろ)の若葉を販売しています。ぜひ作って食べて下さい。家中の健康食談義に発展するでしょう。

〔春の七草の栄養成分〕

せりとなずなをミネラル成分(単位mg)で比べるとカリウム４１０対４４０、カルシウム34対２９０、鉄１・６対２・４、亜鉛０・３対０・７、銅０・15対０・16となる。ビタミンで比較すると、その差は大きく開く。ビタミンＡ１６０対４３０μg、Ｋ１６０対３３０μg、Ｂ１では０・04対０・15mg、Ｂ２は０・13対０・27mg、Ｂ６は０・11対０・32mg、ナイアシンでは１・２対０・５mgと唯一、逆転し、パントテン酸０・42対１・10mg、Ｃでは20対１１０mgと大きく開いている。

「ごぎょう、はこべ、ほとけのざ」については、食品成分の資料がない。調理の難度が高く、野菜になりきれていなくて、味覚の点でも劣るからか。

ごぎょう　ははこぐさの異称。栄養成分の量は不明だが、薬用成分は確かと考えられる。去

※ 2013年１月

痰、扁桃腺炎、胃炎の民間薬として使用されているからだ。

はこべ　ナデシコ科ハコベ属。日本全国に18種もあるとか。英名はチック・ウィードといい日本名のヒヨコ草に通ずる。

新芽（茎）や蕾《つぼみ》を茹でて、ひたしにすると美味。産後の食事にも、乳の出が良くなるといわれ利用された。乾燥させて粉末にし、塩と混ぜて歯磨き粉として利用された。歯ぐきの炎症、歯痛、はれ物、でき物に有効。

ほとけのざ　キク科のたびらこの別称。栄養成分はないとされているが、健胃、整腸、高血圧予防に利用される。

すずな、すずしろについては、かぶと大根の葉、生《なま》で栄養成分を見ることができる。とてもよい成分を持っている。

(90)第6の栄養素といわれる理由　食物繊維

食物繊維　人の小腸内で消化・吸収されにくく消化管を介して健康の維持に役立つ生理作用を発現する食物成分。

〔食物繊維の重要性〕

食物繊維は栄養上役に立たない難消化成分として、摂らない方がよいと考えられていました。ところが20世紀中頃、アフリカ人と欧米人とでは発症する病気の種類が違うことに気がついた医師がいました。「欧米人には動脈硬化や心臓病、糖尿病などが多いのに対し、アフリカ人にはこの様な疾患が殆んど見られない」。

最初、この違いは体質などの遺伝によるものと考えられました。一方、アフリカ人もアメリカなどに住むと欧米人と同じ様な病気に罹《かか》り易くなることから遺伝が原因とは考えにくい。片やアフリカに移住した欧米人は本国に住む欧米人と同じ様な病気にかかる。そこで気候や風土が原因ではないと分かった訳です。研究の結果、毎日摂る食物が病気の発症に大きく影響しているると判断されました。欧米人は脂肪や糖分を摂る量が多く食物繊維が少ない食事を摂る。その為、自然と動脈硬化や糖尿病などの生活習慣病にかかり易くなっていたのです。

〔食物繊維の働き〕

口から入り排便されるまで、食物繊維は様々な形で人の役に立っている。まず、食物繊維の多い食事は、よく噛《か》まないと飲み込めない。この噛む刺激が脳に伝わると胃や腸に消化準備のシグナルが送られる。腸に入ってからも、食物の通過速度を遅くし、消化や吸収も、ゆっくりとなり血糖値の急激な上昇を防ぐ。又食物繊維は唯《ただ》消化管を通過するだけではなく腸壁を刺激しながら進む。その刺激により消化吸収に必要な酵素や消化管ホルモンの分泌が調節され免疫機能を高める作用が注目される。次に便秘の改善効果です。排便は直腸にある程度の量の便が溜まり直腸を刺激、それが脳に信号として送られることで促される。食物繊維は①便のボリュームを増やす。②排便がスムーズに行われる程良い硬さにする。③大腸の善玉菌にとって有効なエサとなり、腸内環境の改善に大きく貢献することが分かっています。

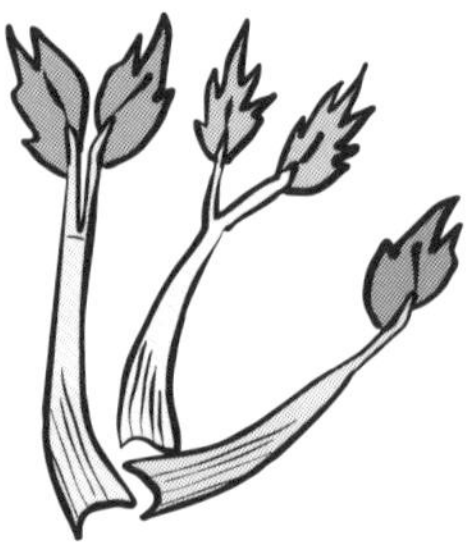

（91）第7の栄養素といわれる　植物ステロール①

植物ステロール　植物に含まれるステロール類の総称。「植物ステロールは植物の生体膜（細胞膜、ミトコンドリアの内膜と外膜、葉緑体膜など）の構成成分であり動物細胞の生体膜におけるコレステロールと同一の役割を持つ。食物中の植物ステロールはコレステロールと同様に小腸で吸収されるけれどもコレステロールと異なり動物の生体膜には組み込まれず小腸におけるコレステロールの吸収を阻害する上に、動脈硬化の原因になる動脈瘤の形成を阻害する」（堀尾武一著『生化学概論Ⅰ』丸善出版）。

植物ステロールは、植物の葉、茎、樹皮、果肉、種子などに含まれる色素、渋み、香りなどの成分の総称です。植物は動くことができないため、虫や紫外線などの有害物から攻撃を受けても逃げたり隠れたりできません。そこで体内で植物ステロールを作り有害物から身を守っているのです。例えば色素成分は紫外線を防ぐフィルターとして役立っています。植物ステロールは活性酸素を除去する「抗酸化作用」に優れているため、炎症、腫瘍、老化などを防ぐ作用も強力である。

〔第7の栄養素〕

野菜や果物は体によいと古くからいわれている。その理由として生化学上、はっきり認知されてきたのが、植物ステロールの効用である。もともと、植物が紫外線や外敵から身を守るために作り出した化学成分だが、人の健康にも有用な成分だと考えられている。これらの成分は五大栄養素のように、体をつくる材料になったり、活動エネルギーに変換されたりはしません。それ故、食物繊維に次ぐ「第7の栄養素」とされています。

〔強力な抗酸化作用〕

多くの植物ステロールには強い抗酸化作用がある。抗酸化作用とは、エネルギー代謝の過程で発生する〝活性酸素〟を消去し、細胞のダメージを防ぐ働きです。肌の老化、血管が柔軟性を失って硬くなる動脈硬化、癌なども背景には活性酸素による細胞の障害がある。植物ステロールはこの酸化を抑えることで生活習慣病のリスクを低減させることが、研究で確かめられている。

（92）第7の栄養素といわれる　植物ステロール②

〔植物ステロールの発見〕

植物ステロールが発見されたのは1980年代のこと。植物に含まれる生理機能を持つ成分を上手に取り入れて、健康の維持や増進に役立てようとする研究から植物ステロールが注目されることになったのです。植物ステロールは「ファイト・ケミカル」「ファイト・ステロール」とも呼ばれる（ファイトとは植物というギリシャ語、ケミカルとは化学物質という英語）。

植物に含まれているビタミン、ミネラル、植物ステロールは、それぞれ、その植物が生きていくために最適なバランスを保っています。つまり野菜を中心とする食用植物を上手に食べれば、人間が健康に生きてゆける栄養成分が摂取されることになります。

〔植物ステロールの多様性〕

（1）フラボノイド類　黄色系の色素で4000種類以上あるという。強い抗酸化作用で癌の発生を抑制、抗菌・抗ウイルス作用なども共通している。

①フラボノイド（ケルセチン、ルチンなど）　玉ネギ、ほうれん草、パセリ、リンゴ、紅茶などに含まれており、動脈硬化・血栓などの生活習慣病、認知症の予防に効果がある。

②フラボン（アビイン、アビゲニンなど）　セロリ、ピーマン、しそなどに含まれ、イライラや

頭痛の予防、鎮静作用、免疫力の向上、アレルギーの改善に効果がある。

③イソフラボン　大豆に含まれる強力なフラボノイドで、肩こり、頭痛などの更年期障害によく、冷え性を改善。女性ホルモン、エストロゲンの変動による不調を和らげる働きがある。体内にエストロゲンが多い場合は抗エストロゲン作用を、エストロゲンが少ない場合はエストロゲン様作用を表すのが特徴です。そのため若い女性の月経前症候群による不調を緩和するほか、閉経後の骨密度低下を抑制し、骨析リスクを低下させる。

④アントシアニン　ブルーベリー、ナスなどに含まれ、目の機能を向上させる。また高血圧を予防する。

⑤カテキン　緑茶などに含まれ、強い抗酸化・抗菌作用を持つ。

（93）第7の栄養素といわれる　植物ステロール③

〔植物ステロールの多様性〕

（2）カロテノイド類　動植物に存在する赤・橙・黄の脂溶性色素で、にんじん、かぼちゃ、ほうれん草、ケールなどに多く含まれるα-カロテンやβ-カロテン、トマトに含まれるリコペン、ケールに豊富なルチンなど現在までに750種以上が確認されている。

カロテノイドは植物が光合成を行う時に、光エネルギーを吸収してクロロフィルに渡す役割を持つほか、光合成によって発生する過剰な酸素から細胞を守る大切な役割を担っている。

カロテノイドの最大の特徴は強い抗酸化力にあり、人の体内で発生する過剰な活性酸素を消去することで様々な生活習慣病を予防する。

①β-カロテン　にんじん、かぼちゃ、ケールなどカロテノイドの中で、最も多く植物内に存在している。人間の体内に入ると、必要に応じビタミンAに変換され皮膚や粘膜を保護し、活力の向上や肌荒れの予防に欠かせない成分です。

②α-カロテン　にんじんや紫芋に多く含まれる。β-カロテンと同様、ビタミンAに変換され皮膚や粘膜を正常に保ち、免疫力を高める。

③リコペン　トマトや西瓜などに多く含まれる赤色色素成分。活性酸素消去作用はβ-カロ

テンを上廻る。

④ルチン　ほうれん草、ブロッコリー、ケールなどに含まれ、目の水晶体や網膜に高濃度で存在し、黄斑部を保護する。

⑤ゼアキサンチン　黄橙の色素成分。とうもろこしなどの植物性食品のほか、卵黄やレバーなどに含まれ、活性酸素の害を抑制する。

⑥β-クリプトキサンチン　温州ミカンやパパイアに豊富な橙色の色素成分。癌、糖尿病の発症リスクを低下させる。

⑦アスタキサンチン　ヘマトコッカスという海藻に含まれ、食物連鎖によって鮭、イクラ、えび、かになど魚介類の身や殻に取り込まれている色素成分。脳は酸素の多くを消費し大量の活性酸素を発生するが、脳内に入り込み数少ない抗酸化成分で強力に消去する。

（94）第7の栄養素といわれる　植物ステロール④

〔植物ステロールの多様性〕

（3）テルペノイド類　柑橘《かんきつ》類や生姜《しょうが》類に含まれる植物ステロールです。

①リモネン、リモニン、リモノイド、カルボンなど　活性酸素の除去・抑制により癌を予防する。抗うつ作用もあり、消化・吸収を促進、脱毛を予防し、育毛の作用もある。

②ショウガオール、ジンゲロン　生姜には香り成分とともに辛味成分が含まれている。健胃、新陳代謝促進、鎮吐、去痰、消炎、解毒、鎮痛、抗血栓作用に有効である。

（4）硫黄化合物類

①硫化アリル　ニンニク、玉ネギなどの刺激臭や辛味成分。血栓の予防、コレステロール値の改善、動脈硬化、心筋梗塞、脳梗塞の予防、癌の予防に効能が著しい。

②アリシン　ニラ、ニンニク、ネギ、玉ネギ等に含まれ、ニンニク臭の本体。抗菌性を示すので、これらの野菜が健康によいといわれる第一の理由である。

③硫化プロピル　玉ネギに含まれる成分で糖代謝改善、コレステロール・中性脂肪の減少、動脈硬化の予防に有効である。

（5）ゴマリグナン物質

ゴマに含まれている抗酸化物質を総称して「ゴマリグナン物質」と呼ぶ。ゴマリグナン物質には、セサミン、セサモリン、セサミノール、セサモールなどがある。セサミンは動脈硬化を引き起こす血液中のコレステロール値を下げる。又アルコールの分解途中で作られる有毒のアセトアルデヒドが作られるのを抑え、悪酔いや二日酔いの予防によいといわれている。

最後に「ポリフェノール」について簡単に説明します。

ポリフェノールとは、ある種の植物ステロールの総称。植物の色素やアクなどの成分で約300種類あるといわれている。

フラボノイドとして分類されている物質でも、ポリフェノールの仲間であることもある。例えばナスやブルーベリーに含まれるアントシアニン、大豆に含まれるイソフラボンは、フラボノイドであり、ポリフェノールでもある。全て強力な抗酸化作用をもっていることは確実。

(95) 栄養素　無機質①

無機質　英語ではミネラルという。人間の体の機能を維持し、調整するために、欠かせない元素のことである。

人間の体には約60種類の元素が存在するが、人体の約95％は酸素、炭素、水素、窒素の４元素によって占められ、残りの５％を占める元素が無機質である。

無機質の中でも、人体に欠かせない16種類は「必須無機質」と呼ばれ、非鉄金属元素のイオウ、ハロゲン族元素の塩素、鉄属の金属元素のコバルトを除く13種類の無機質については、厚生労働省が摂取基準を定めている。

栄養素としての無機質は体の調整に不可欠な栄養素で、欠乏状態が続くと体の不調を招く原因となる。体内では合成できないため、食品などから摂取する必要がある。有効に働く必要量と過剰症を引き起こす量との差が、とても小さいため摂り過ぎには注意が必要である。また無機質はビタミンと同様、互いに協力し合って働くと力が出る性質があるので、特定の無機質のみを摂っても、その働きを助ける別の無機質が不足していると本来の働きが発揮されないことがある。そのため互いに適量をバランス良く摂ることが、とても大切である。

無機質の種類と特徴

(1)カルシウム　成人体内に約1kg含まれ、99%はリン酸塩・炭酸塩として骨・歯などの硬組織を造る。残りは血液・筋肉・神経などの組織にイオン、種々の塩として含まれる。細胞の情報伝達に関係。心筋の収縮作用を増す。筋肉の興奮性を抑制する。刺激に対する神経の感受性を静める。などの重要な働きをする。

欠乏すれば、充分に成長しない。骨・歯が弱くなり神経過敏となる。ビタミンDが不足するとカルシウムの吸収・利用が悪くなり、欠乏症を起こしやすい。運動不足などで骨にかかる負荷が低過ぎる場合、目標量以上を摂取しても、利用効率は低くなることは充分考えておかなければならない。

◇新しい年※の始めに、「薬食同源」の実行によって健康な一年を過ごされますよう、心からお祈り申し上げます。

※ 2014年1月

(96)栄養素　無機質②

無機質の種類と特徴

(2)リン　成人体内に約0・5kg含まれ、生体内の生理機構の中で、主体的な役割を果している金属の一つである。

80%はリン酸カルシウム・リン酸マグネシウムとして骨・歯などの硬組織を形成している。残り20%は筋肉・脳・神経・肝臓・肺臓その他全ての組織に含まれているリン脂質・核酸の成分である。ビタミンB1・B2などと結合して補酵素の働きをする。糖質の代謝を円滑に進め、エネルギー通貨といわれるアデノシン3リン酸など高エネルギーリン酸化合物を作り、エネルギー供給源として蓄える。

リンは欠乏すると歯が弱くなったり、骨折を起こしやすくなるが、日常食品中に充分含まれており、欠乏したり、不足することはない。逆に、注意すべきことは、各種のリン酸塩が、加工食品保存期間延長の目的で広く用いられているため、リンの摂取過多が起き、問題となっている。リンの摂取量が多過ぎると、カルシウムの吸収を悪くし骨を弱くするほか、副甲状腺の機能に異常が起きることがある。

(3)ナトリウム　成人体内に約100g含まれ、1／3は骨格に、残り2／3は細胞外液に含まれる。

ナトリウムは飲食物から主として食塩の形で摂取され、その他、重炭酸ソーダ（重曹）、グルタミン酸ナトリウム（調味料）の形でもとられる。

筋肉・神経の興奮性を弱める働きをし、細胞外液の浸透圧保持の調節をする。体液のアルカリ性を保ち、ブドウ糖などの腸管吸収、カルシウム等の細胞膜浸透に関与する。

生活習慣病予防のため、目標値を設定し、摂取を制限しなければならない。慢性的に過剰になると高血圧や腎臓病の発症につながります。カリウムと互いにバランスをとりながら働き、生命活動を維持し、また筋肉の収縮、弛緩や神経伝達を正常に保つ。長期にわたる欠乏の場合、消化液の分泌が減退、特に胃酸が減少する。食欲が減り、倦怠・精神不安定となる。急激な欠乏の場合は、倦怠、めまい、無欲、失神などに陥る。

（97）栄養素　無機質③

無機質の種類と特徴

(4)カリウム　成人体内に、リン酸として、あるいは、たんぱく質と結合して細胞中に約200g含まれている。心臓機能・筋肉機能を調節し細胞内液の浸透圧が一定に保たれるように調節する、高血圧予防のための目標量を設定するなどの生理作用をする。

またカリウムはナトリウムが腎臓で再吸収されるのを防いで排泄を促し、血圧を安定させる作用があります。そこで高血圧予防のため積極的な摂取がすすめられる。

ほかに、カリウムは筋肉でエネルギーが作られるのを助けているので、不足すると筋力が低下し、筋無力症またはマヒ状態になる。

カリウムは野菜や芋類、海藻類、果物、肉類、魚介類など、殆ど全ての食品に含まれているので不足することはまずないが、ナトリウムと共に排泄されやすく、積極的に摂取することが必要な無機質である。

カリウムはナトリウムとの摂取比率を1対2以下にするのが望ましい。ナトリウムを多く含む食品を摂取した場合、カリウムを多く含む芋類や野菜、果物をしっかり摂る必要がある。

(5)マグネシウム　成人体内に約30gあり、その70%は骨に、残りは細胞内液に含まれ筋肉、脳、神経にも存在する。

マグネシウムは刺激によって筋肉の興奮性を高め、又刺激によって神経の興奮性を低める働きを持っている。そのため、運動時の筋肉・神経の働きをよくする。丈夫な骨の形成を助け、血圧、体温を維持する。又補酵素として全身で300種を超える酵素の働きを助け、エネルギー産生やたんぱく質の合成に関わるなど健康と生命維持を支える重要な無機質である。

骨や歯にカルシウムが行きわたるように調節したり、血圧や血液循環を正常に保つのに働きます。筋肉の収縮を調節し、心臓が規則正しく拍動するのもマグネシウムの働きだ。

以上の5種の無機質は人体を構成するたんぱく質、脂質、炭水化物、体液の材料となる。

㈢栄養素　無機質④

無機質の種類と特徴

⑹**鉄**　成人体内に約3～3・5g含まれ、70％は血液に、4％は筋肉に、残りは肝臓、脾臓、骨髄に含まれる。主に赤血球のヘモグロビン及び肝臓のフェリチンに含まれ、一部はトランスフェリン、ラクトフェリンなどとして全身の細胞に広く分布。

ヘモグロビンの鉄は酸素を運搬し、ミオグロビンの鉄は血中の酸素を細胞に取り入れる。各細胞の鉄は酵素の活性化に関係し栄養の燃焼に役立つ。鉄には血液等の鉄（ヘム鉄）と野菜等に含まれる鉄（非ヘム鉄）がある。非ヘム鉄はあまり吸収されないが、野菜中のビタミンCはこの一部を吸収型の2価鉄にする効果がある。小腸での鉄の吸収は約1㎎、吸収率は約10％と微量だが欠乏すると貧血（赤血球数は正常だが、ヘモグロビン量が減少）になり、疲れやすく、忘れっぽくなる。乳児では発育が遅れる。豚レバー、しじみ、小松菜、ひじき等を食べて、その対策をしよう。

⑺**亜鉛**　成人に約2g含まれる。皮膚・硝子体・前立腺・肝臓に多い。人体内では、生命維持、健康保持のためにさまざまな酵素が働いているが、亜鉛は数百種類の酵素の構成成分となって全身で重要な働きをしている。細胞分裂や新陳代謝にもかかわり、インスリンの構成元

素でもある。皮膚や粘膜の健康維持のほか、男性の精子の生成や性機能の維持にも深く関係している。亜鉛が欠乏すれば、成長期であれば十分に成長できない。皮膚障害、味覚障害（味が分からなくなる）、免疫力の低下を起こす。かき、からすみ、豚レバー、牛肉、糸引き納豆等に豊富に含まれているので覚えておこう。

⑻銅　成人体内に70～100㎎含まれる。筋肉・骨・肝臓に多い。生理作用としては、骨髄でヘモグロビンを作る時に、鉄の吸収をよくし、腸管から鉄の吸収を助ける働きをする。

欠乏した時は、ヘモグロビンの成分が減少し、貧血となり、骨折や骨の変形、毛髪の色素が抜ける等が起きるので、牛レバー、いいだこ、しゃこ、ほたるいか、そら豆等の銅含有食品を選んで欠乏症を予防しましょう。

（99）栄養素　無機質⑤

無機質の種類と特徴

⑼ヨウ素　成人体内に約25㎎含まれる。体内では、殆んど甲状腺に存在し、甲状腺ホルモンの構成成分として、たんぱく質の合成や酵素作用に働く。

成長期にある者の発育を促進し、成人では基礎代謝を盛んにする。過剰に摂取すると、甲状腺肥大、甲状腺腫が見られるため、摂取上限量を設定する。

欠乏しても甲状腺肥大、甲状腺腫を起こす。太り過ぎる、疲れやすくなる、新陳代謝が鈍くなる、発育が止まるなどの症状を起こす。まこんぶ素干し、ひじき、カットわかめ、魚のまだらなどに豊富に含まれる。

適度に食べ、ヨウ素不足を防ぎ、過剰摂取にも注意しよう。

⑽マンガン　成人体内に12～20㎎含まれる。生体内組織・臓器にほぼ一様に分布。血清中β-グロブリンと結合して存在している。骨・肝臓の酵素作用を活性化し、骨の生成を促進するほか、糖質や脂質の代謝にも必須と考えられている。

植物性食品に広く含まれており、欠乏することはまずないが、不足すれば骨の発育低下、生殖能力の低下を起こし、生まれた子供も弱く、死亡率が高くなる。運動失調を起こし、成長障害、骨格異常も起きる恐れがある。

いたや貝、ずいき、栗、大豆、メープルシロップ、松の実などに多く含まれている。

⑾塩素　成人体内に約150g含まれる。塩化ナトリウム（食塩）、塩化カリウムとして胃液中に含まれている。血液の酸度及び浸透圧の維持に重要な働きをしており、欠乏すれば低塩素性アルカローシス（アルカリ血症）を起こし、血液の酸度・浸透圧の維持が難しくなる。

⑿セレン　膵臓酵素の構成元素となる。胃・脳下垂体・肝臓に多い。抗酸化作用で組織細胞の酸化を防ぐ。ユビキノンの合成を通じて生体酸化を調節する（ビタミンEの生理作用と共通点が多い）。過剰症予防のため摂取上限量を設定されている反面、欠乏すれば十分に成長しない。アン肝、たらこ、くろまぐろなどに豊富に含まれている。

(100) 栄養素　無機質⑥

無機質の種類と特徴

⒀クロム　人体内では毛髪に含まれ、排泄される尿にも含まれている。体内のクロムは3価クロムで、毒性はないが、人工的に生産される6価クロムには毒性がある。

生理作用としては糖質の代謝を助け、インスリンの働きを活性化して、糖尿病予防に働き、脂質の代謝を高めて、血液中の中性脂肪やコレステロール量を適正に保ち、糖代謝・脂質代謝に必須の無機質である。欠乏すれば耐糖能、脂質代謝が低下し、昏迷状態となる恐れもある。

青のり、きざみ昆布、ひじき、ミルクチョコレートなど豊富に含有する食品を摂取し、代謝機能の低下を防ぎましょう。

⒁コバルト　ビタミンB12の構成元素として人体内に広く分布する。

骨髄の造血機能に不可欠な成分で、赤血球・血色素の生成に関係している。欠乏すれば貧血となる。ただし、無機コバルトはほとんど吸収されないことに注意しておく必要がある。

肝臓、魚介類、乳製品、もやし、糸引き納豆などに多く含まれている。欠乏しないよう摂取して貧血を防ぎましょう。

⒂フッ素　細胞外液から供給され、少量が骨、歯に存在する。欠乏すれば、むし歯、骨粗しょ

う症を引き起こす。

⒃モリブデン　人体の肝臓、腎臓に存在する。肝臓の特殊成分として体内の銅と拮抗して生理作用を維持。糖質、脂質の代謝を助け、鉄の利用を高めて貧血を予防し尿酸の代謝を助ける働きもする。欠乏すれば成長が遅延。一方、過剰症予防のため摂取上限値も設定されている。大豆、緑豆、糸ひき納豆、豚レバーに含まれている。

⒄イオウ　体内では、含硫アミノ酸として、たんぱく質中に含まれ、軟骨、腱、骨中に多い。生理作用として解毒の働きがあり、酵素のイオウ・水素グループとして、多岐にわたる酵素活性に関係する。欠乏症は見られないが、皮膚炎、解毒力低下を起こす可能性がある。

これで無機質の話は終わり。

体によいものを食べ、健康で新しい年を迎えましょう。

⑩ 栄養素　アミノ酸①

〔たんぱく質〕

たんぱく質は「プロテイン」といいます。ギリシャ語の「第一にとるべきもの」という意味からきています。この言葉どおり人体の筋肉や内臓、皮膚、毛、髪、爪、血液、骨などの構成成分になったり、ホルモンや酵素のほか、神経伝達物質、免疫物質などの原料として人体の約20％はたんぱく質でできている。そのたんぱく質は約20種類のアミノ酸が体内で結合したり分解したり、様々に組み合わされ、体をつくる約10万種類ものたんぱく質を構成している。

〔必須アミノ酸〕

人体のたんぱく質を構成する20種類のアミノ酸は体内で合成されるかどうかによって2つに分けられる。

体内で必要量が作り出せないため食物から摂る必要がある9種類の「必須アミノ酸」と、体内で合成することができる11種類の「非必須アミノ酸」です。

必須、非必須と区別されると必須アミノ酸を重視すればよいと感じられるかもしれませんが、体内のたんぱく質を構成するには、何れも欠かせません。双方重要な働きを担っている。

〔20種類のアミノ酸の協力〕

アミノ酸には、それぞれ固有の働きがあります。例えば、非必須アミノ酸のシスチンは健康な髪と爪を作るのに必要です。

精神の安定には必須アミノ酸のトリプトファン、非必須アミノ酸のグルタミン酸、セリンが関わっています。アミノ酸は体の組織を作る物質であるだけではなく、神経伝達物質やホルモンなどの合成にも不可欠な物質です。体の機能調節に関わったり、糖質や脂質と同じくエネルギー源になることもあるのです。しかし、どれか一つでも不足してしまうと十分に機能を発揮できないという特徴もあります。一方では特定のアミノ酸を摂り過ぎると、免疫力の低下や体重減少、肝機能障害などを招くことがあるため、必須アミノ酸も非必須アミノ酸もバランスよく摂ることが大変重要なポイントです。

アミノ酸は体を作るたんぱく質の材料として様々な役割を果たしており、精神安定、アルコール代謝、免疫機能維持など、その役割は多岐にわたり重要です。

⑽2 栄養素　アミノ酸②

〔丈夫な体・筋肉づくりに〕

筋肉は体重の40％を占めている。その筋肉の20％はたんぱく質で作られている。筋肉の主成分となるミオシン、アクチンというたんぱく質には、バリン、ロイシン、イソロイシンという3つのアミノ酸が多く含まれている。これらは、分岐鎖アミノ酸（BCAA）と呼ばれ、筋肉中の必須アミノ酸の約30〜40％を占めている。このBCAAは筋肉増強のみならず、加齢に伴う筋力低下の予防に欠かすことができないアミノ酸です。

〔疲労回復・軽減に〕BCAA、アルギニン、アスパラギン酸、グルタミン酸

肝臓には疲労のもととなるアンモニアなどの有害物質を解毒する働きがあります。解毒された物質は無害な尿として体外に排出されるが、この解毒作用が衰えると体内にアンモニアが蓄積され、活動に必要とされるエネルギーを産生する代謝回路が阻害されることとなり、体の疲労を招く原因となります。アルギニン、アスパラギン酸、グルタミン酸は尿素の合成を促進し、アンモニアを速やかに代謝させることで疲労回復に役立つと考えられる。またBCAAには、やる気や集中力の低下など中枢神経に作用を及ぼしてその疲労を和らげる働きもあります。

〔美しい肌に〕グリシン、アラニン、プロリン、セリン

皮膚の弾力性はコラーゲンやエラスチンというたんぱく質によって保たれています。これらのたんぱく質にはグリシン、アラニン、プロリンが多く含まれている。

またセリンは皮膚のバリア機能に関わるアミノ酸で、保湿因子として水分を蓄えることで皮膚を乾燥から守り、雑菌などの侵入を防ぐ重要な働きをしている。

〔健康な髪と爪に〕シスチン

髪と爪はケラチンというたんぱく質から作られている。このケラチンの主成分はシスチンであり、非必須アミノ酸の中に含まれている。アミノ酸は、それぞれに特有の働きがあり、健康維持に欠かせないため、バランスよく摂取することが大切です。重ねて申し上げておきます。

⑩③ 栄養素 アミノ酸③

身体の機能調節に働くアミノ酸

〔精神の安定に〕グルタミン酸、トリプトファン、セリン

精神の伝達物質の8〜9割はアミノ酸とアミノ酸由来の物質で作られ、その代表格がグルタミン酸です。トリプトファンは精神鎮静作用のあるセロトニンを構成しています。また、セリンは寝つきの改善や睡眠の維持に作用していると考えられており、一日の約1／3を占める睡眠時間の質を決定すると考えると、日常生活上、決して軽視できることではありません。

〔脂肪の分解・燃焼に〕ＢＣＡＡ（分岐鎖アミノ酸）、アルギニン、リジン、メチオニン

筋肉に多く含まれるＢＣＡＡは脂肪の効率的な燃焼に役立ちます。また、アルギニンなどをもとに作られるオルニチンは体脂肪の分解を促進します。リジンやメチオニンなどから作られるカルニチンは分解した脂肪をエネルギーとして利用する時に必要です。

これらのアミノ酸を運動時や日々の生活に取り入れることで、脂肪が効率的に分解・燃焼されるため、ダイエットにも役立つことになります。

〔肝機能強化に〕アラニン、グルタミン、グルタミン酸、シスチン、グリシン、アルギニン、トレオニン、メチオニン

アラニンやグルタミンはアルコールやアセトアルデヒドの代謝を早め、肝臓での分解を助け、グルタミン酸、システイン、グリシンで構成されるグルタチオンには、抗酸化や解毒、肝機能の低下抑制作用が期待されます。更にアルギニンやトレオニン、メチオニンも肝機能強化に重要な役割を果たしています。

〔免疫機能に〕システイン、アルギニン、グルタミン

人間の体はウイルスや病源菌が侵入すると免疫細胞を増殖させて排除しようと活動します。この免疫細胞の増殖を促進するのが、システインの働きです。

アルギニンやグルタミンにも免疫細胞の働きを助ける作用があるといわれています。

これで〔栄養素アミノ酸〕を終わります。

⒁⒋ 食用油脂① 本来の役割

油脂が決める健康・健脳度

食用油は大切な生鮮食品であるといわれる一方で、「現代人には本物の油が欠乏している」という指摘もあります。

肉や揚げものばかり食べているから、むしろ、油を摂り過ぎているのでは？と疑問に思っておられる方もいるかもしれません。確かに、その通りなのですが、日頃、私たちが油と呼んでいるサラダ油、マーガリンなどは、実は本物の油ではありません。これらは食品として極めて不自然で、本来、食物が持っている大切な栄養素を抜き取られた油、つまり「不完全な油」なのです。

食用油脂の本来の役割は、

⑴脂質として細胞膜などの生体膜を形成することにあります。約60兆個ある人体の細胞の膜は、脂肪とたんぱく質で出来ており、その膜を通して①酸素や栄養を細胞内に取り込んだり、②老廃物を排出する、③細菌やウイルスの侵入を防ぐ、④細胞同士の情報を伝達する、など私たちが生きていく上で基礎となる大切な役割を果たしています。

⑵第2のエネルギー源として働きます。成人の場合、真っ先に使われるエネルギーは、ごはんやパンなどの糖質ですが、糖質がなくなると脂質からエネルギーを補うようになります。脂質

は糖質の約2倍のエネルギーを放出するので、効率の良い燃料源となるのです。

⑶脂質は熱の発散を防いで、体温を保ち、太陽の光を利用してビタミンDを合成し、ビタミンA、D、E、Kなどの吸収を助けます。

⑷体脂肪は、ある程度、必要です。私たちの腹まわりは骨がない。内臓を支え、外の衝撃から守るために、しなやかな筋肉と脂肪が必要なのです。

以上の役割を果たすため、細胞は柔軟で機能的でなければなりません。細胞を形成している油の質が、大きな影響を与えることになります。

体は、どのような油を求めているのでしょうか?　人体を構成する全ての細胞膜に油が使われている。細胞がいきいきと活動できるよう、良い油を摂取しなければなりません。

⑽ 食用油脂② 体によい油脂（その1）

体が必要とする油脂

私たちの「命の燃料」となり、人体を形成する全ての細胞膜の材料に油が使われている。それ故、細胞がいきいきと活動できるように、悪い油を避けて、良い油を摂取しなければ、健康を保てない宿命を負っています。

ところが、油は長時間、日光や空気と接触したり、加熱されると、酸化して劣化します。酸化した油を摂ると、体の酸化（老化）を促進する。また、油を使って揚げたり、炒《いた》めた料理も酸化が進みます。フライや天ぷらで、一度使用した油の再使用は、更に危険だと覚えておかねばなりません。

(1) α-リノレン酸　オメガ3系の脂肪酸で、代表的なものとして、アマニ油、シソ油、エゴマ油などがあります。加熱すると効力が落ちてしまうので、常温で摂取する必要があります。

α-リノレン酸には①血液をサラサラにする。②血圧を下げる。③脂肪の増加を防ぐ。④炎症を緩和・抑制する。⑤精神を安定させる。⑥記憶・学習能力を高める。⑦食物アレルギーを抑える。⑧発癌を防ぐ。などの効果があり、リノール酸と逆の作用があります。

(2) ＤＨＡ・ＥＰＡ　ＤＨＡやＥＰＡは、サバ、アジ、イワシ、サンマなど、いわゆる青背の魚に多く含まれている。ＤＨＡは血液の流れを良くし、脳の働きを活性化する働きがあるため、記憶力を上昇させるのに効果的で、また、美白効果も著しい。

ＤＨＡは人の体内で作り出すことができないので、日常の食物から積極的に摂取する必要があります。

ＥＰＡはコレステロールや中性脂肪を低下させる作用があり、ＤＨＡと一緒に摂取すると、効果が相乗化して高くなります。

⑶オレイン酸　オメガ９系のオレイン酸として代表的なものは、オリーブ油です。コレステロールの上昇を抑え、また皮膚から出る油（皮脂）に最も多く含まれる成分のため、乾燥肌の予防にも有効です。また酸化しにくいため、短時間の加熱調理にも向いています。

(106)食用油脂③　体によい油脂(その2)

体が必要とする油脂

(4)オメガ6系脂肪酸　前回に記したオメガ3系脂肪酸とリノール酸に代表されるオメガ6系の脂肪酸は、共に人体の細胞膜の形成に重要な働きをするにもかかわらず、人間の体内では作ることができない。従って、これらの脂肪酸は、どうしても日常の食物から摂取する必要がある。だから、どちらも必須脂肪酸と呼ばれるのです。

既述のオメガ3系脂肪酸と今回のオメガ6系脂肪酸は、共に体内で細胞膜の形成に用いられています。双方の摂取量が適当であれば、共に細胞膜を強く、元気に維持してくれますが、オメガ6系のリノール酸の摂取が過剰になると、細胞膜中の油のバランスが悪くなり、細胞を堅くし、脆くし、その結果、肌がカサカサになり皮膚がかゆいアトピー性皮膚炎や花粉症、肝炎などの炎症を起こしやすくなります。また血液をドロドロにして、血栓をできやすくし、癌や認知症まで起こすようになります。仕事の能率が悪くなり、注意力や集中力が低下するといった症状も見られるようになってしまいます。

この国では長い間、植物油が体に良いとされてきたため、サラダ油を使う加工食品が大工場で量産されてきました。低価格にするため、天ぷらやフライなどの揚げものの加工食品の殆どがサラダ油を使用している状況です。そのため現在、日本人はサラダ油の大量摂取により、オメガ6系脂肪酸の摂取がオメガ3系に比べて圧倒的に多くなっているのが現状で、健康上の大問題となっています。

〔閑話〕

薬食同源を理解するために、まとまった本など、あれば教えてほしいというご要望が寄せられていますが、適当な書物は簡単に見つかりません。

いろいろな問題に合わせて、ご自分で、あれこれ探して見られては如何でしょうか。

もともと、よりよい食事の問題は、1冊や2冊でまとめられるような、簡単な問題ではないと考えています。何冊も読もうと努力されることを希望します。

自分に適した書物を探してお読み下さい。楽しいですよ。

⑽食用油脂④　体によい油脂（その3）

オメガ3系脂肪酸とオメガ6系脂肪酸の健康比率

オメガ3系脂肪酸とオメガ6系脂肪酸は、共に私たちの体内では合成できないため、食事などを通して外から補う必要があると、再々、述べてきましたが、オメガ3のグループの代表となる脂肪酸がサバやイワシなどの青背の魚に多いエイコサペンタエン酸（ＥＰＡ）とドコサヘキサエン酸（ＤＨＡ）、そしてアマニ油やエゴマ油、シソ油に多いα-リノレン酸です。

一方、オメガ6系脂肪酸のグループで最もポピュラーな脂肪酸がリノール酸です。リノール酸は多価不飽和脂肪酸の一種で、紅花《ベニバナ》油、大豆油、菜種油、コーン油、ゴマ油、綿実油に多く含まれています。これらは精製され、サラダ油として、あらゆる加工食品に使用されている現状です。

そのため、私たちはオメガ6系の脂肪酸をどうしても過剰に摂取する傾向にあります。そしてこの過剰摂取が多くの病気の原因となっているといわれています。これが、最大の油の問題なのです。

これまで「動物性脂肪はコレステロールを増やす効果がある」といわれてきました。ところが油脂の研究が進むにつれて、油の性質や体に与える影響は、動物性脂肪、植物油という単純な分類では説明できないことが分かってきました。その結果、飽和脂肪を避けることが、今の日本では基本的な健康法だとされています。

しかし、人間は歴史上、長い間、飽和脂肪を食してきており、古代の人々の方が現代人より余程、成人病にならなかったことは、たくさんの文献で示されています。

そもそも、油や脂肪というのは、細胞や細胞膜、神経組織、ホルモンなどを作るのに欠かすことのできない材料であり、避けるのではなく、積極的に細胞が喜ぶ良い油を摂取すべきなのではないかと考えています。

▼新年※おめでとうございます。

今年もよろしく。

年令《とし》相応に、心と体に良い食べものを選べるよう勉強を続けましょう。

※ 2016年1月

⑩⑧食用油脂⑤　体によい油脂（その4）

体が必要とする油脂

(5)ひまわり油　主にアメリカから輸入した品種改良による「ひまわりのハイオレイック種子」から搾った高オレイン酸精製油が現在家庭用として販売されている。購入の際は、原材料表示「ハイオレイック」で識別することができる。

含有する脂肪酸はオレイン酸が8割強、リノール酸6・9％。ビタミンE効力の高いα－トコフェロールが植物油中、最も多く10gに3・9㎎含有されている。

比較的、酸化しにくい食用油で、あっさりとして、くせのない風味で、調理全般に使うことができる。

(6)紅花油　別名サフラワー油。紅花の種子から搾油。主にアメリカから原料油を輸入して精製している。古くは「末摘花《すえつむはな》」と呼ばれ源氏物語にも登場している。染料や化粧用として花びらから得られる色素が、古くから珍重されてきた。米国産のハイリノール種と中国産サフラワー油は、リノール酸の含有率が植物油の中では最大で、72～80％もあり、加熱料理では大量のヒドロキシノネナールが発生するので、使用は控えることにし、品種改良によるハイオレイック種子を使った高オレイン酸精製油を選ぼう。購入の際は原材料表示「ハイオレイック」

を識別して使用しよう。脂肪酸はオレイン酸80％弱、リノール酸10％強。ビタミンEであるα－トコフェロールが100gで27㎎と多く含まれている。比較的酸化しにくく、風味が軽く淡泊なので素材の持ち味を生かし調理全般に使用されている。

(7)米ぬか油　別名米油。鈴木梅太郎博士が1912年米ぬかからオリザニン（VB1）を発見、これが不足すると脚気の原因になることを初めて突き止めた。植物油で唯一、国産の原料で多く生産される。脂肪酸はオレイン酸4割強、リノール酸4割弱、パルミチン酸2割弱。ビタミンE（α－トコフェロール）が多い（10gで2・6㎎）。植物ステロールのオリザノールは抗酸化性があり、更年期障害や自律神経失調症等の有効成分としても注目される。

(109) 食用油脂⑥　体によい油脂(その5)

体が必要とする油脂

(8)ゴマ油　古代エジプト文明の遺跡から炭化したゴマが見付かっているので、ゴマはナイル川流域で紀元前3000年頃から栽培されていたと推定されています。わが国でも762年の正倉院文書に「ゴマ油　一斗四升　価三貫陸佰文」と記されていて、奈良時代から寺院や官廷で食用や灯明用として用いられていたことが分かります。

日本で消費されるゴマの大半は輸入もので、年間約18万トン輸入され、半分が製油用に、残り半分が炒りゴマ、すりゴマ、ねりゴマ、皮むきゴマなどとして食用とされている。

ゴマ油としての国内生産量は、年間4万トン強で、総需要の2%程度。ゴマ種子を焙煎してから採油する方法と生のまま油分を抽出する方法とがある。

焙煎ゴマ油はゴマ独得の香りを持ち、酸化安定性が高いのが特徴である。成分としては、リノール酸を約45%、オレイン酸を約40%、飽和脂肪酸を約15%含んでいる。

特記すべきは、セサミン、セサモリン、セサンゴリン、セサミノール、セサモリノールなど抗酸化作用の強いリグナン化合物を含むことである。このため、ゴマ油は精製ゴマ油、焙煎ゴマ油のいずれも酸化安定性が極めて高い。つまり煮る、揚げる、炒める、和える、絡めるなどの加熱料理に、幅広く利用できる。

さし油を重ねても変敗臭がせず、香りある天ぷらができる最高級の油として、専門店や中華飯店などに欠かせません。

家庭では、天ぷらにはゴマ油、フライには米ぬか油と区別して用いれば、揚げ物が味わい深くなるだけでなく、健康にも良い。

自身や家族、特に子供たちの健康を守るために、今、すべきことは、サラダ油を使用しているインスタント食品やファーストフード、スナック菓子を摂らないこと。細胞をいきいきと活性化させ、脳や目を良くするアマニ油やエゴマ油、シソ油、オリーブ油に変えることがよい方法です。

私たちの体は、今、食べている食材によって作られる。

(110) 食用油脂⑦　体によい油脂（その6）

体が必要とする油脂

(9) ココナッツオイル　ココナッツオイルは、ココヤシの胚乳を搾って抽出した油です。ココヤシの主な産地は、フィリピン、ベトナム、タイ、スリランカなど赤道付近の熱帯地域で、一年中強烈な太陽を浴びて育ちます。ココヤシは、海辺の塩分を多く含む土壌でも成育するから強い生命力を持っていることが分かります。ヤシ科の植物は数千種類あるといわれていますが、食用油として利用されているのは、ココヤシとアブラヤシの2種類だけです。

アブラヤシから抽出される油はパーム油で、ココナッツオイルとパーム油は、全く性質の違う油です。日本ではココナッツオイルよりもパーム油の方が市場に出回っています。同じヤシ科の植物から抽出した油だから似たようなものだろうと誤解している人も多いようですが、認知機能障害の改善に有効なのはココナッツオイルの方です。

ココナッツオイルは吸収が早く、直接肝臓に届いて、すぐにエネルギーを生み出すことができます。この特性を生かし、未熟児や高齢者への栄養補給など、医療現場でも利用されてきました。含まれている中鎖脂肪酸は小腸からダイレクトに肝臓に送られ、すぐにエネルギーになります。消化・吸収の速さは他の食用油と比べて約4倍。更に、代謝は約10倍、脂肪として貯蔵されにくい特徴があります。そして、エネルギーを作る際に生み出されるのが、ココナッツオイルのキーワードとなるケトン体です。

〝ケトン体〟は中鎖脂肪酸が肝臓でエネルギーを生み出す際にできる物質で、このケトン体が、ココナッツオイルの様々なパワーへのカギを握っています。というのも、ケトン体は〝ブドウ糖〟の代役ができる唯一の代替エネルギーなのです。

ブドウ糖は炭水化物が分解されて得られるエネルギー源。同時に、脳の栄養源でもあります。ココナッツオイルはエネルギーを作る時に体脂肪を分解してくれるうえ、〝ブドウ糖〟の代りとなる〝ケトン体〟も生成。

一石二鳥の「体に良い油」です。

(111) 食用油脂⑧ 体によい油脂(その7)

体が必要とする油脂

(9) ココナッツオイル(続き) 余剰な脂肪分が体脂肪として貯蔵されやすい一般的な油と異なり、ココナッツオイルは直接肝臓に届いて効率よく体脂肪を分解・燃焼させ、ケトン体を生み出します。また、毎日、料理に使用し食用に供することで、代謝が更に良くなり、溜め込んだ脂肪まで燃えやすくする働きがあることが分かってきました。

更に、ココナッツオイルには小腸の絨毛《じゅうもう》に浸透して、腸内の宿便や汚れ、化合物などを除去する働きもあり、小腸の活動を活発化させ、便通の改善にも役立ちます。腸内環境を整え基礎代謝を上げることにより、太りにくい体質を作ることもできるのです。

一般にアルツハイマー病に罹患《りかん》すると、脳でブドウ糖が使われにくくなるといわれています。ブドウ糖がうまく利用できないこの状態を打破するのが、ココナッツオイルが生み出すケトン体なのです。

脳が使うエネルギー源の割合は、平常時にはブドウ糖が100%、絶食時にはケトン体が約60%以上という結果から、ブドウ糖の代わりにケトン体を利用することでアルツハイマー症状の予防、緩和、改善や記憶力の低下なども抑制できるという研究データもあるといわれています。

65歳以上の4人に1人が認知症か、その予備軍という状況でココナッツオイルへの期待が一層高まってきているのが現状です。それでは、その期待に応えることができるココナッツオイルの摂り方は、どうすればよいのでしょうか。

結論として、血中のケトン体レベルを一定に保つため「毎日、適量のココナッツオイルを摂取し続けること」がどうしても必要ということです。

◇

暑中　お見舞申し上げます。
　体力が暑さにキッコウ
　　出来なくて　一層、
　　　身にしみます。
　　　　あぶら汗も出ます。

⑫ 食用油脂⑨ 体によい油脂（その8）

体が必要とする油脂

⑽動物油脂　動物油脂といっても、人類が食用とする動物は、栽培農業の普及につれて、精進料理という考えが普及したせいもあり、だんだんと範囲が縮小し、家庭で鶏や兎を飼って肉や卵を食用に供しようとする考えも少なくなってきているように感じます。昔と違って、飼育している動物を手にかけて食べてしまうという行動を、不自然と考えて避けるようになってきている飽食の世の中なのではないでしょうか。

ラード　豚の脂肪組織から精製した食用油脂をラードと呼んでいます。ラードは常温で白色の半流動体（クリーム状）で、融点は27～40度です。植物油に比べて酸化されにくいので、トンカツ等の揚げものによく利用されています。また料理にコクと風味を出すために使われることが多く、ラーメンのスープには豚の背脂が用いられます。スープの上面に脂が浮かぶため、スープが冷めにくくなります。

ヘット（牛脂）　牛の脂肪を精製した食用油脂で、牛脂とも呼ばれます。一般消費者や精肉店では牛の脂身そのものを指して牛脂と呼んでいます。常温では白色（時に黄色のものもある）の固体で融点は35～55度、外見はラードに酷似している。加熱蒸気を送って溶出し採取する製法と、挽き肉状にして窯でじっくり抽出する製法があります。比較的低温（約45度）で得られたヘットは品質が優良です。食用の他、石鹸、ローソク、研磨剤などに利用されます。また日本で精製された牛脂は内臓脂肪を含むものが多く、カレー製品を作る際などに多く用いられているようです。

バター　牛乳を原料とした食用油脂で、牛乳中の脂肪分を凝固させて作り、黄色味を帯びた白色の個体。冷蔵庫で冷やすと、バターナイフで切るのに、少し力が要る程、固くなりますが、室温に戻すと柔らかな状態となり、パンに塗ったり、洋菓子を作る際には、この状態がよく使われます。30度前後になると融解が始まり40度になると完全に液体となります。

(113) 食用油脂⑩　体によくない油脂(その1)

体によくない油脂

(1) **飽和脂肪酸**　炭素の鎖に水素がぎっしりとついていて「水素が飽和状態でついている構造」になっているため、「飽和状態でついている脂肪酸」という意味で名付けられました。

飽和脂肪酸を豊富に含んだ食物には、牛や豚、羊などの脂身、バターなどがある。又植物性の油でも、ココナッツ油やパーム油、綿実油などには飽和脂肪酸が多く含まれている。

飽和脂肪酸の最大の特徴は融点が高く、劣化しにくいこと。

それで揚げ物や炒め物などの高温調理をする場合には飽和脂肪酸の豊富な油を使うのが良いということになっています。

しかし、飽和脂肪酸は体内で合成されるため、食事から取る必要はありません。むしろ、取り過ぎによる弊害の方が指摘されるくらいです。

よく、パワーをつけるために肉を食べるという人がいます。

しかし、運動をする前の食事に肉を食べるのは、すすめられません。体内では消化と浄化に莫大なエネルギーを費やすため、却って、運動能力を発揮しにくくなり、疲れやすく、心臓にも大きな負担がかかります。元来、日本人の体は脂質を分解する消化酵素が少ないので、肉を消化するのに、かなりのエネルギーが消耗されてしまうのです。

これまで「動物性脂肪はコレステロールを増やす、植物油はコレステロールを減らす」といわれてきました。ところが油の研究が進むにつれて、体に与える影響は、動物性、植物性という単純な分類では説明できないことが分かってきました。それより飽和脂肪酸を避けることが、今の日本では基本的な健康法だと考えられています。

◇　◇　◇

2017年が、佳い年であることを祈ります。

宝塚医療生協にとっても、新しい診療所と本部とが立派に完成し、おめでとうございます。

良元診療所も、頑張りましょう。

しっかり応援します。

フレー！　フレー！

⑭食用油脂⑪　体によくない油脂（その2）

体によくない油脂

⑵トランス脂肪酸　米国の食品医薬品局は2015年にトランス脂肪酸を今後段階的に食用禁止にする方針を発表しています。

では、トランス脂肪酸とは、どういう油で、人体にどういう影響がある油なのでしょうか。

そもそもトランス脂肪酸には工業由来と天然由来のものがあり、工業由来のものは液状油に水素を加えて固形に加工する過程で発生し、できた製品がマーガリンやショートニングです。天然由来のものは牛など反すう動物の胃で作られ、牛肉や乳製品などに僅かに入っています。

トランス脂肪酸が多く含まれているのは、マーガリンやショートニングを原料とするパンや菓子、ドーナツ、揚げ物などです。トランス脂肪酸を取り過ぎると心筋梗塞や狭心症などの冠動脈疾患が増え、妊婦や胎児に悪影響を与えると考えられます。

動脈硬化や高血圧、糖尿病などの学会7団体は、工業由来のトランス脂肪酸をゼロにするよう販売規制や表示義務を求めています。世界保健機関はトランス脂肪酸の一日の摂取量を総エネルギーの1％未満にするよう勧告しています。一日1900キロカロリーとすると2g未満です。日本人の平均摂取量は平均0・7gで、摂取エネルギー換算では0・3〜0・6%と基準を下回りますが、若年層は多い傾向があります。日本では、2015年4月から法律を一本化した食品表示法が施行され、エネルギー、炭水化物、たんぱく質、脂質、ナトリウム（塩分）の表示が義務化されましたが、トランス脂肪酸は任意表示にとどまりました。国の食品安全委員会は日本人のトランス脂肪酸摂取量の少なさを理由に「健康への影響は小さい」と評価。使用規制をせず、事業者の自主性に任されています。

しかし、海外では、米国、カナダ、韓国、香港などで、トランス脂肪酸の表示を義務化。日本は立ち遅れています。

表示を開始すれば、使用削減の努力が始まると、食品表示の大切さを強調する向きも多いのです。

⑮食用油脂⑫　体によくない油脂（その3）

体によくない油脂

⑶サラダ油①　1970年代、東京郊外（丸子）の光化学スモッグの中で、目がチクチクしながらテニスをしたことを思い出します。

それが行政による規制強化と企業の並々ならぬ研究と努力によって、今日では清々しいスカイブルーを取り戻し、塩素臭くて飲めなかった水道水も、今では十分飲める程に、質が向上しました。ところが、私たちの身体に目を移すと、アトピーや花粉症、アレルギーなどは、むしろ増加の一途を辿《たど》っています。

大気はクリーンになったのに、ぜんそく患者は増えていますし、赤ちゃんのダウン症候群の発生頻度が倍増しているのです。そしてこうした危機が私たちの脳にも迫っています。例えば2011年に発表されたヨーロッパの精神科統計によると、全人口の38・2％が何らかの精神疾患にかかっていると言います。特に、若い世代が「不安障害」「不眠症」「うつ病」「身体表現性障害」「ADHD」「薬物依存」という結果が出ているのです。そして高齢者の認知症患者の割合は、全体の30％にも及びます。生活障害者の4人に1人が精神疾患によるというレポートは、まさに衝撃的です。

世界各国で、こうした「心の病」や「うつ」の増加に歯止めがかからないのは何故なのか？一過性の「うつ状態」から「心の病」に悪化してしまうには、そこに明らかに誘因となるものがある。そして、その誘因となる最大のものが「酸化ストレス」なのです。

人体にとって酸化ストレスとなるものには、紫外線やマイクロ波などの電磁波、排ガス、工場ばい煙などの「外的」なものと、食べ物や喫煙、動脈硬化、加齢などの内的なものがあります。「外的」な酸化ストレスのうち、排ガスや工場ばい煙などは激減していますが、逆に電磁波という目に見えない脅威は激増しているのが現状です。

(116)食用油脂⑬　体によくない油脂(その4)

体によくない油脂

(3)サラダ油②

それでは、内的な危険要因については、どうでしょうか?

実は、「内的」な要因の中で、この30~40年の間に激変したものがあります。それは毎日の食べ物です。特にサラダ油(食用植物油)については、過剰と言えるほど摂取しているのが現状です。東京オリンピック、大阪万博の後、日本人の食生活は一変、ファストフード、インスタントラーメン、スナック菓子、ケーキ、マーガリン、マヨネーズの消費が著しく増え、「リノール酸系の食用油」の摂取量が危険領域を超えてしまったのです。

リノール酸はアラキドン酸となって神経細胞のアンテナに取り込まれます。アラキドン酸は人体に必須の脂肪酸ではあるものの、エイコサノイド(生理活性物質)やサイトカインなどの起炎物質を体内で生成し、アトピーやアレルギー、ぜんそく、血栓などの原因となります。

つまり、人体に欠かせないアラキドン酸は摂り過ぎると炎症を起こし、病気の原因となる「諸刃の剣」だったのです。

リノール酸を摂り過ぎると健康に良くないことは以前から指摘されてきました。只、リノール酸が身体に良くないことは分かっていても、脳を錆びさせる根本原因であることの科学的根拠は分かっていませんでした。

　それが、最近の研究で分かってきたのです。脳梗塞の発症前後で猿の脳に見られるたんぱく質の変化を調べるプロテオミクス研究から「リノール酸から発生するヒドロキシノネナールこそが脳を錆びさせる元凶である。つまりヒドロキシノネナールが本来神経細胞を守っている熱ショックタンパク70に酸化損傷を与えることが、そもそもリソソームの破裂と神経細胞死の原因である」という結論が導き出されたのです。それによって「サラダ油の主成分であるリノール酸が脳の健康を害していること、更にサラダ油を加熱することで発生する過酸化脂質のヒドロキシノネナールが細胞膜に錆の連鎖を起こす神経毒である」という概念が確立してきたのです。

⑪⑦食用油脂⑭　体によくない油脂（その5）

体によくない油脂

(3)サラダ油③　サラダ油が脳を錆びさせる仕組みは次のとおりです。

神経細胞の大多数は皮膚や消化管の上皮細胞と違って再生せず、人の一生と運命を共にします。そのため、古くなったたんぱく質を定期的に壊して、アミノ酸をリサイクルし、新しいたんぱく質を合成する「細胞自体の新陳代謝」が盛んです。これを担う細胞内のリサイクル工場が、強い酸性環境にあるリソソームです。

食べ物を消化する胃の内側は酸性ですが、それと同様に、細胞内で消化を担うリソソーム膜の内側も酸性です。そして胃の壁自体が酸性の胃液で消化されないように守られているのと同様に、リソソームの壁も「熱ショックタンパク70」という物質によって自己消化から守られています。この熱ショックタンパク70を何年もかけてジワジワと攻撃するのがサラダ油の主成分であるリノール酸やリノール酸由来のアラキドン酸が加熱処理を受けて作り出す「ヒドロキシノネナール」という神経毒なのです。このヒドロキシノネナールは電磁波や排ガスなどの酸化ストレスを受けることで、細胞膜内のリノール酸やアラキドン酸からも自然発生します。従って日頃からサラダ油ばかり摂っていると、細胞膜は錆びやすくなっています。ヒドロキシノネナールに攻撃されるとリソソーム膜は少しずつ劣化してその中からたんぱく分解酵素の一種である「カテプシン」という分解酵素が漏れ出てきます。この酵素はリサイクル工場の設備にたとえるとゴミ粉砕機に相当します。

胃から胃液が漏れると劇症の腹膜炎が起きますが、同様に、リソソームからカテプシンが漏れ出すと、神経細胞は少しずつ壊され、ついには死んでしまうことが明らかになっています。

そして、こうした神経細胞死への一連の流れが、脳卒中のみならず、アルツハイマー病などの難治性脳疾患の原因になっています。遺伝と考えられる家族性アルツハイマー病の割合は僅か2〜3％に過ぎず、大部分は脳虚血が原因となっています。読者の方はご安心下さい。

⒅食用油脂⑮　体によくない油脂（その6）

体によくない油脂

(3) サラダ油④　アルツハイマー病は、遺伝が原因だと考える人が多いようですが、家族性アルツハイマー病の割合は、僅か2～3％に過ぎません。残りの97～98％は脳の血のめぐりが悪くなる脳虚血が原因なのです。すなわち、アルツハイマー病は決して特殊な遺伝体質を持った人にのみ発症するとは限らず、誰にでも発症するリスクがあるということなのです。

アメリカのレーガン元大統領やイギリスのサッチャー元首相がアルツハイマー病という病魔から逃れることができなかったという事実を、私たちは重く受け止める必要があります。

認知症やうつ病が激増している今日、両疾患と直接関わる「海馬」や「神経細胞死」は脳科学者の重要なテーマの一つとなっているようです。

一般に、神経細胞の死に方には、「枯死《こし》」と「壊死《えし》」の二通りあることが、よく知られています。

「枯死」はアデノシン三リン酸（ＡＴＴ）を自ら消費し、他に迷惑をかけない積極的な細胞死です。それに対し「壊死」はエネルギーを使わず、隣接する部分の炎症を引き起こす「病的・受動的な細胞死」と言われます。

認知症やうつが激増した今日、両疾患と直接関わる「海馬」や「神経細胞死」は脳科学の主要テーマとなっています。

近年、多くの神経変性を引き起こす遺伝子が明らかにされ、病状との関連が分かってきました。

たんぱくレベルで神経細胞死のメカニズムを解明し、効果的な予防法や治療法を開発することは超高齢化社会に突入した日本の切実な課題です。

65歳以上の高齢者が2012年で3074万人と増加しています。その中で認知症の患者は約15%で、322万人と推定され、患者の急増が深刻な問題となっているのです。

認知症とは「健全であった知的機能が、脳の障害により継続的に低下した状態」とされています。認知症は複数の症状を呈している状態で、病気の名前ではありません。

(119) 食用油脂⑯　体によくない油脂（その7）

体によくない油脂

(3) サラダ油⑤　かつてはなかった病気が、今日ますます増加していく現象をわれわれは目の当たりにしている。

今世紀に入って、人類は感染症を抑制したり、減らすことには多大な成果を上げてきました。それは都市の衛生状態や住居の条件が改善されたこと。抗生物質が開発されて、広く利用されるようになったことなど、多くの進歩のたまものです。しかし同時に、心臓病、癌、精神病などといった退化病（体の機能の退化、老化に伴って起きる病気。前記の病気をはじめ成人病など）が新たに出現したり、急激に増加しているのもまた事実です。これらの病気は全て健康状態や体力の低下、体全体の機能のバランスの乱れといった現象から引き起こされています。

今日の日本及び欧米諸国の病気はマラリアのような病原菌によって引き起こされる病気ではなく、体の恒常性の乱れ、体全体の統合性の失調、体の生化学的プロセスの機能障害といった要素が原因となって起きている病気が殆んどである。

20世紀の初め頃までは壊血病（血中のビタミンCの欠乏で起きる病気）などは、その原因を知らない医者によって電気ショック療法や吸引療法などを含めたいろいろな療法で治療されてき

ました。もちろん今日では、この種の病気はビタミンや食事の改善で、ちゃんと治療されていま
す。そして心臓病、癌、免疫障害、抑うつ症などといった病気が、多くの場合、栄養が原因で起きるものであり、同時に栄養によって治せるものだという医学的、科学的に十分な証拠がどんどん増えてきている。

一世紀前の壊血病、脚気、ペラグラが栄養の欠乏によって起きる病気だったのと同じように、今日の多くの病気も、ある部分では栄養の欠乏によって起きているのが現状です。

心臓病と癌は最もポピュラーな病気でアメリカでは100万人単位の人々の命を奪い、不具にし、巨額の経済的損失を生んでいます。

⑫⑩ トウモロコシ

トウモロコシはイネ科の植物で日本では食用の他、家畜の飼料として多くが消費され、内9割はアメリカ、メキシコからの輸入に頼っています。

トウモロコシの原産地ははっきりとは分かっていませんが、現在は中南米（メキシコ、グアテマラ、ボリビアなど）が有力視されています。

日本では北海道が一大産地として知られ、全国のトウモロコシ生産量のおよそ半分を担っており、千葉県や茨城県などでも栽培されています。

トウモロコシの旬は7月〜10月ですが、冷凍や缶詰のものが多く出回っているので、年中楽しめます。

栄養素的には、炭水化物をはじめ、たんぱく質、リン、ビタミンB群が豊富です。

甘さからお気付きのように、糖質も多い食材です。トウモロコシは炭水化物が豊富な野菜です。炭水化物と聞くと、糖質をイメージされがちですが、実際は、糖質と食物繊維を合わせたものをさします。

生のトウモロコシ100g（1／3〜1／4本）に含まれる糖質は12・5g、食物繊維は3・0gです。参考までにご飯100gの糖質は38・1g、食物繊維は1・5gです。つまり、トウモロコシの糖質はご飯の半分以下であり、食物繊維はちょうど2倍含まれます。食物繊維は便通を促すほか、コレステロールを吸着して体の外に排出させる働きがあるため、血中のコレステロール値を低下させることが期待されます。

最後に料理方法ですが、焼いたりゆでたり炒めたりが一般的と思いますが、ここでは敢えて贅沢に掻き揚げをお勧めします。

ある日本料理店で食べたのですが、北海道産の旬の美味しさのみならず、その揚げ方が職人技で、秀逸でした。技術がないとまとまらず、衣が厚くなったり、油っぽくなったり……その板前さんは、M（次男の長男）と同年代の方でしたが、「匠の技」の習得に4年ほどかかったそうです。如何ですか？

これで長らくご愛読いただいてきました、「薬食同源」コラムの最終号となります。

（久保久次）

120話は存在していた訳ではなく、息子の達郎が亡き父《ちち》へのはなむけとして、また父の苦労を身を以て知るために、勝手に作成しておりますことご容赦願います。

久保達郎

短歌　『翔びたい』より抜粋

今回の書籍化にあたり、母・嘉子が遺した短歌集『翔びたい』より、短歌をいくつか抜粋して掲載したいと思います。

ほくろまで同じところにありけりと指からませて吾子《あこ》は笑ふも
吾子よりの手紙《ふみ》に添えあり万葉の「ゐませ母刀自面変はりせず」
過ぎ去りし日々の哀歓思はれつ夫《つま》の背広のほころび縫へば
ハンドルを執る手も軽し満開の桜の下を夫《つま》と走れば
父と子の和解なるらし子は父の老いに人生を知り初むるとき
武蔵野の夫の任地に降り立ちしおののきも遠し還暦迎ふ

夫と子はテニス準優勝われ短歌秀作賞受くそれぞれの一年

女、妻、母の役割なほざりに新聞を読む黄金の時間《とき》

子に謄本を送る最後か新しき戸籍を作り子は巣立つなり

二十四時すべてわがため費せるこの豊満を持てあましをり

次男負い長男《あに》にオルガン習はせしかの幼稚園も古《ふ》りにしならむ

なぐられてなぐられて戦中を過したる夫《つま》の深層を知るはわれのみ

切なきは恋するときと思ひしに老いて病み臥すことぞ切なき

核実験抗議回数五百近し長崎平和公園に立つ

がん転移告げられてよりはからずも余生俄に輝いてきぬ

あとがき

父が病院で亡くなって2年半、母がホスピスで亡くなって30年……が過ぎようとしてます。父とは何もマトモな会話出来ずに、母の最期には立ち会えず……後悔のみが残ります。平々凡々のサラリーマン家庭に次男として産まれたと思っていましたが、歌人の母とコラムニストの父でした。両親の遺したものをそれぞれ何度も読み返してみて、改めて両親が伝えたかった事、日々何を感じて暮らしていたのか……今になってヒントがボンヤリと見えてきています。母は何故父に短歌集の編纂を依頼したのか？　父は本当は何をしてほしかったのか……。答えはずっと見つけられないかもしれません。今回の書籍化での夫婦コラボは、私から両親への細やかな供養になると信じています。「こんな事まではお願いしてないわよ！」と怒られるかもしれませんが……。

最後に今回の電子書籍化まで後押しして頂いた、幻冬舎様には大変感謝しております。

24年3月吉日

久保達郎

久保久次　略歴

一九二七年（昭和二年）―七月九日　和歌山県海草郡鳴神村にて誕生。父、馬田伊三郎、母・岩崎よしゑ。
一九三三年―四月　宮小学校入学。海苔採りの天日干し作業に見入る少年時代を過ごす。
一九三五年―　野球を始め、けし畑でボール拾い。小二の夏休みひどい腸炎を患うが梅肉エキスと尼仁助で治る。
一九三九年―四月　和歌山県立海草中学に高小一年から入学。
一九四二年―十月九日　海軍兵学校入校。76期。
一九四五年―四月　和歌山経済専門学校（現和歌山大学経済学部）入学。
一九四九年―三月　和歌山経専卒業。
四月　東京銀行（現三菱ＵＦＪ銀行）入行。
一九五四年―十月十一日　上田嘉子と結婚。
一九五六年―　八尾市久宝寺に住む。宝塚テニスクラブでテニス部入部。
一九五八年―六月　養母・久保喜誉子死去に伴い、養父・久保常吉と同居の為和歌山市鳴神に住む。
十一月十五日　長男・和郎誕生。
一九六二年―九月十七日　次男・達郎誕生。
一九六七年―三月　兵庫県宝塚市雲雀丘山手二丁目（当時、宝塚市切畑字長尾山二番地一四四一）に新居を構え転居。
一九七〇年―　大阪万博へ次男と松下館へ。
一九七一年―四月　神奈川県川崎市中原区今井仲町三三七武蔵小杉社宅転居。光化学スモッグを感じながらテニスプレー。
一九七八年―四月　大阪インターナショナルシッピング出向。ヨーガを始め時に瞑想する。

一九七九年―五月　宝塚市の自宅に戻る。
一九八〇年―　大阪インターナショナルシッピング退職。
一九九〇年―八月　初孫・T誕生。
一九九二年―十二月　次孫・M誕生。
一九九三年―十月十一日　妻・嘉子淀川キリスト教病院にて永眠。宝塚医療生協でボランティア活動開始し、のちに理事長就任。週二～三回、二～三時間テニスを楽しむ。医療生協の太極拳サークル会長。
一九九四年―　宝塚市御殿山二丁目に転居。
一九九七年―　次男夫婦出向先のシンガポールに初来星。
一九九九年―十二月　次々孫・R誕生。
二〇一三年―七月　宝塚クラブにて息子達とプレー後銭湯・会食。
二〇一八年―十月　東京都町田市金井町藤の台団地三丁目に転居。
二〇一九年―二月　一人で外出後八時間不明となるも奇跡的に生還。
四月　藤の台団地お茶会に初参加。
二〇二〇年―一月　団地餅つき大会参加、豚汁と餅に舌鼓。
二〇二一年―一月　胆管結石手術＠北里大学病院。
二月　団地トイレで倒れ救急搬送され、南町田病院に入院。
二月五日　最後の食事に文句。
二月六日十時二〇分　長男・次男夫婦、孫二人に看取られながら永眠（享年九三歳半年）。
二〇二一年―二月十四日　南多摩斎場にて家族葬。長男・和郎、次男・達郎、孫・M、鎌谷様、清瀬様、竹中様ご参列。合掌。

〈著者紹介〉
久保 久次（くぼ ひさつぐ）
久保 嘉子（くぼ よしこ）

編者：久保 達郎（くぼ たつお）

薬食同源《やくしょくどうげん》

2024年3月14日　第1刷発行

著　者　　久保久次／久保嘉子
編　者　　久保達郎
発行人　　久保田貴幸

発行元　　株式会社 幻冬舎メディアコンサルティング
〒151-0051　東京都渋谷区千駄ヶ谷4-9-7
電話　03-5411-6440（編集）

発売元　　株式会社 幻冬舎
〒151-0051　東京都渋谷区千駄ヶ谷4-9-7
電話　03-5411-6222（営業）

印刷・製本　中央精版印刷株式会社
装　丁　　弓田和則

検印廃止

Printed in Japan
ISBN 978-4-344-94672-9 C0095
幻冬舎メディアコンサルティングＨＰ
https://www.gentosha-mc.com/